董荣芬 经方辨治脾胃病

主编
董荣芬
齐宝云

全国百佳图书出版单位
中国中医药出版社
·北京·

图书在版编目（CIP）数据

董荣芬经方辨治脾胃病 / 董荣芬，齐宝云主编 . —北京：中国中医药
出版社，2022.11

ISBN 978 – 7 – 5132 – 7784 – 6

Ⅰ . ①董…　Ⅱ . ①董… ②齐…　Ⅲ . ①脾胃病—中医疗法

Ⅳ . ① R256.3

中国版本图书馆 CIP 数据核字（2022）第 162757 号

中国中医药出版社出版

北京经济技术开发区科创十三街 31 号院二区 8 号楼

邮政编码　100176

传真　010–64405721

三河市同力彩印有限公司印刷

各地新华书店经销

开本 710×1000　1/16　印张 11.25　字数 186 千字

2022 年 11 月第 1 版　2022 年 11 月第 1 次印刷

书号　ISBN 978 – 7 – 5132 – 7784 – 6

定价　58.00 元

网址　www.cptcm.com

服 务 热 线　010-64405510

购 书 热 线　010-89535836

维 权 打 假　010-64405753

微信服务号　zgzyycbs

微商城网址　https://kdt.im/LIdUGr

官 方 微 博　http://e.weibo.com/cptcm

天猫旗舰店网址　https://zgzyycbs.tmall.com

如有印装质量问题请与本社出版部联系（010-64405510）

《董荣芬经方辨治脾胃病》
编委会

主　编　董荣芬　齐宝云

副主编　姚玉玺　李　静　刘言祥　张艳明　季巍巍

编　委（以姓氏笔画为序）

王　鹏　刘言祥　齐宝云　李　静　张艳明

季巍巍　周红梅　姚玉玺　董荣芬

内容提要

　　本书为北京中医药大学东直门医院通州院区脾胃病专家董荣芬教授的经验总结。书中以中焦斡旋看待脾胃病开篇，继而以痞满、胃痛、呕吐等常见病症展开，论述中焦斡旋辨治之理、法、方、药、案，并附常用内镜检查图片，较为全面地展现了董荣芬教授的临床辨治思路与特色，体现了中医药的整体诊疗和人文关怀。下卷综合介绍脾胃病诊治的基本知识，将临床常用诊察技能与知识如西医学关于胃肠的概念、胃肠道疾病主要症状、腹诊、内镜检查等娓娓道来。本书内容全面，贴合临床实际，适合广大中青年医师阅读参考。

前　言

北京市中医管理局为进一步贯彻落实《北京中医药"薪火传承3+3工程"实施方案》，加大基层名老中医学术思想抢救、整理和挖掘工作的力度，在北京市各区县启动了名老中医传承工作室工作。董荣芬基层老中医传承工作室成为首批基层老中医传承工作室建设项目之一。

董荣芬主任1983年毕业于北京中医学院中医系，自幼酷爱中医，怀着对中医药事业的热爱，在家人的支持下，毕业后放弃了同爱人一起出国深造的机会，选择扎根基层从事中医临床工作，目前在北京中医药大学东直门医院通州院区（原通州区中医医院）名医堂出诊。董荣芬老师临证提倡衷中参西，退休前曾从事胃镜和结肠镜的检治工作，擅长消化内镜的检查与诊断，在消化道出血和慢性胃肠病的诊治方面积累了较丰富的临床经验，总结了消化道溃疡镜下不同分期反应在舌苔的不同表现，总结了老年性营养不良性贫血和胃酸分泌的关系。董荣芬老师认为：气的运动变化推动着人体的物质与能量的转换，脾胃为后天之本、气血生化之源，是人体气化的中枢、气机升降的枢纽。治疗脾胃疾病重在恢复三焦升降出入的阴阳协调。

在整理董荣芬老师众多医案过程中，我们发现董荣芬老师对痞满、胃痛、呕吐、呕哕、腹痛、泄泻、便秘、胁痛、不寐等病的治疗最有特色，故择取这方面资料编写成书，希望对从事中医临床工作的医生们能够有所帮助或启发。书中内容不仅包括具体病案的分析总结，还附上了董荣芬老师的治疗体会、部分患者的舌苔及胃肠镜检查等信息。整理者在编写过程中进行了认真细致的工作，但深知自身学养尚待更多充实，谬误疏漏之处，敬启医林同人指正。

《董荣芬经方辨治脾胃病》一书的出版承蒙中国中医药出版社的大力支持，在此表示感谢。

整理者谨识

2022 年 8 月

目 录

引言
从中焦斡旋功能辨识脾胃病

消化功能基本涵盖于中医的脾胃机理中，脾胃居于中焦，蕴阴阳相交之中气。胃土以燥纳物，腐熟运化，引浊气下行，地道通，水道调；脾土以湿化气，上承精微，引清气上升，津液布，气血和。脾胃的生理特点是阴阳异位、更虚更实、更逆更从。阴阳异性，体用不同；气血阴阳，转化不同。寒热有别，水火不同；虚实各异，气血不同。

自然之界，气含阴阳，清浮浊沉，川流不息，热气上升，寒气下填，阴阳之间，土运四象，清升积温成热，浊降积凉成寒，四季更替，一年而周。人与自然相通，土为中气，阴阳升降之枢轴。清气左旋，升而化火；浊气右转，降而化水。化火则热，化水则寒。脾清升腾需要木之气温，积温成热而化火；胃浊降化需要金之凉气，积凉成寒而化水。肝藏血，血本于脾，子时后阳气左升，使肾水温升，肝血温暖而生发，统血流注，在脏腑为血，在经络为营。肺统气，气源于胃，午时后阴生右降为肺金（心火清降化金），肺统气宣布，在脏腑为气，在经络为卫。

气机的升降之权则在阴阳之交（气化），即中气盛衰。中气旺则胃降善纳，心肺随降，金火不滞；中气旺则脾升善磨，肾肝亦升，水木不郁。火降而不下寒，水升而不上热。平人应下温上清。中气和则济水火，升降金木，中气衰则升降窒，肾水下寒而精病，遗泄不秘；心火上炎而神病，惊怯不宁；肝木左郁而血病，凝瘀不流；肺金右滞而气病痞塞不宣。从中我们可以知道，气化就是我们形、神、气的源泉，它的表现就是气机的升降出入与浮沉，"出入废则神机化灭，升降息则气立孤危"。气化的斡旋在中焦，气机升降的枢纽亦在此，故中焦不畅，气化乏源，纳运失常，痰饮水湿留聚中焦，影响到气机的升降出入，则百病由生。太阴不升，土虚气陷，火乘湿盛，火衰水泛，表现为中下焦的湿热之候和寒湿之象。

"阴火得以乘其土位。"阳明不降，浊阴滞留，清浊相干为"乱气"，临床常见痞满、呕恶、胆汁上泛、二便不利、心烦悸动、目眩失眠等。纳运失常则导致三焦不畅，食物残渣停滞，痰饮水湿留聚，脾胃阴阳气化（消化吸收）功能紊乱，气血津液代谢异常，五行（脏）生克制约失衡，使水亏火炽，气郁血涩，而气血水火升降逆乱，胃神浮越，出现消化系统独特的敏感症候群。

在治疗上，调畅中焦脾胃气机为首要任务。不论消化道疾病的寒热虚实，疏通消化道阻滞，恢复阴阳平衡是关键。其次再根据患者体质不同，贯穿清热和胃、健脾祛湿、疏肝开郁、补肾温阳之法。用白术配枳实开通滞涩，病位在胃脘者增用半夏、在十二指肠者加用赭石、在小肠者用木香、在大肠者使用厚朴，动力行、滞涩破。其间清胃不忘补气，逐湿不忘健脾，升清不忘疏肝，降逆不忘温阳，开郁不忘补肾，补泻在味，随时换气，欲复升降，先平阴阳。

上　卷

临证经验撷微

痞满，是指以自觉心下痞塞，胸膈胀满，触之无形，按之柔软，压之无痛为主要症状的病证，常伴饮食减少、得食则胀、嗳气则舒等症，发病和加重常与饮食、情志、起居等诱因有关。痞满多为慢性起病，病情时轻时重，而且反复发作，缠绵难愈。《中医内科学》将痞满按部位分为胸痞、心下痞等。心下痞即胃脘部胀满。本章主要讨论以胃脘部出现上述症状的痞满，又称胃痞。

痞满症状的描述最早见于《黄帝内经》（简称《内经》）。《内经》中称为"痞""痞塞"和"痞隔"等，如《素问·五常政大论》说："备化之纪……其病否""卑监之纪……其病留满否塞。"认为其病因是饮食不节、起居失常和寒气为患等，如《素问·太阴阳明论》所述："食饮不节，起居不时者，阴受之……阴受之则入五脏……入五脏则膜满闭塞。"《素问·异法方宜论》记述："脏寒生满病。"《素问·至真要大论》记述："太阳之复，厥气上行……心胃生寒，胸膈不利，心痛痞满。"

痞满病名首见于《伤寒论》。张仲景在《伤寒论》149 条明确指出："但满不痛者，此为痞。""若心下满而硬痛者，此为结胸也，大陷胸汤主之。但满而不痛者，此为痞，柴胡不中与之，半夏泻心汤主之。"将痞满与结胸作了鉴别，并创诸泻心汤治疗，一直为后世医家所效法。

隋·巢元方《诸病源候论·诸痞候》结合病位病机对痞满的病名要领给出定义："诸痞者，营卫不和，阴阳隔绝，脏腑痞塞而不宣，故谓之痞""其病之候，但腹内气结胀满，闭塞不通。"金元时代，朱震亨《丹溪心法·痞》则简明云："痞者与否同，不通泰也。"且与胀满作了鉴别："胀满，内胀而外亦有形；痞者，内觉痞闷，而外无胀急之形也。"

至明清时期，张介宾在《景岳全书·痞满》中更明确地指出："痞者，痞塞不开之谓；满者，胀满不行之谓。盖满则近胀，而痞则不必胀也。"并指出："凡有邪有滞而痞者，实痞也；无物无滞而痞者，虚痞也。……实痞实满者，可消可散；

虚痞虚满者，非大加温补不可。"这种虚实辨证对后世痞满诊治颇有指导意义。

痞满相当于西医学的慢性胃炎（包括浅表性胃炎和萎缩性胃炎）、功能性消化不良、胃下垂等疾病。本书所讨论的痞满病患者，主要指以上腹胀满不舒为主诉的患者。

一、病因病机

痞满病位在胃，与肝、脾、肾关系密切，临床上较为常见，中焦气机不利，脾胃升降失常为其关键病机。常因食积、痰湿、外邪、气滞等引起，多为虚实夹杂之证。虚者，多见脾胃虚弱、运化乏力，导致斡旋失司。水湿停聚，发为水痞；肝旺脾虚，郁结中焦，气滞不行，发为气痞；暴饮暴食，食滞胃中，发为食痞。

二、常见证型及治法、方药

1. 气痞

病因病机：外感六淫，或情志不遂，或脾胃虚弱，脾胃运化乏力导致腹部气胀。

主症：胃脘胀满，饭后明显，尤其晚饭后加重，常伴嗳气，四肢酸懒，食欲尚可。舌淡，苔薄白，脉细弱。

治法：健脾益气，升清降浊。

方药：厚姜半甘参汤加减。

2. 水痞

病因病机：外感六淫邪气，或脾胃虚寒，中焦升降失司，水液代谢失常，水渍胃中，导致水饮停滞中焦，出现上腹胀满。

主症：胃脘胀满，恶心，吐酸水，喜温喜按，不欲饮水。口中黏腻不爽，或口水较多。晨起咽中少量白痰。舌淡暗，水滑苔，脉滑。

治法：温中化湿利水。

方药：茯苓甘草汤合五苓散加减。

3. 食痞

病因病机：饮食不节，损伤脾胃，纳运无力，食滞胃中，阻碍气机，而生痞满。

主症：食后胃脘部胀满拒按，嗳腐吞酸，或大便不畅，味臭如败卵。舌苔厚腻，脉滑。

治法：消食和胃，行气消痞。

方药：保和丸合枳术丸加减。

三、典型病例

案例 1：赵某，男，67 岁，就诊节气：小满

【主诉】腹胀满 1 个月。

【现病史】患者 1 个月前因家事劳累，自觉头昏沉不适，上腹部胀满，进食后明显，晚饭后尤甚。口苦，夜眠欠安。平素患者大便不成形，小便黄。舌淡暗，苔薄黄略腻，脉右濡左滑，尺脉沉。

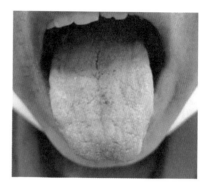

图 1-1　舌苔

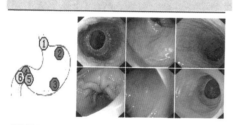

图 1-2　胃镜

【既往史】高血压病、冠心病、脑梗死病史。近半年患者湿疹反复发作。

【辅助检查】胃镜：慢性非萎缩性胃炎伴糜烂，胆汁反流。

【中医诊断】痞满。

【辨证】气痞证。

【病证分析】患者老年男性，平素脾虚，大便常溏稀。此次因劳累后，脾虚加重。中焦运化乏力，脾胃升清降浊功能减退，导致食物残渣长时间停留在消化道，产生大量气体，气滞胃肠中，出现上腹部胀满。此种胀满随着饮食量的增加、

排空的减弱而加重。中焦运化乏力，湿浊内生，故见湿疹；湿浊蒙闭清窍，故见头昏沉。脾虚，四肢肌肉失养，出现四肢酸懒。湿浊郁久生热，痰热互结，上扰心神，故见口苦、夜眠欠安，小便黄。观其舌苔，舌淡暗，苔薄黄略腻，查其脉象，脉右濡左滑，尺脉沉，考虑患者为脾虚，运化乏力，气滞腹中的气痞证。

【治法】健脾益气，升清降浊。

【方药】姜厚朴30g，炒枳壳9g，人参3g，法半夏6g，炙甘草6g，肉桂3g，干姜6g，茯苓30g，生白术30g，大枣6g，竹茹20g，炒栀子6g。7剂，水煎服，日1剂，分温2服。

二诊：患者上腹胀满明显好转，头昏沉减轻，略感口苦，夜眠较前安稳。湿疹好转。舌淡暗，苔薄黄，脉右沉细、左弦滑。

【方药】姜厚朴30g，炒枳壳9g，人参6g，法半夏6g，炙甘草6g，肉桂3g，干姜6g，茯苓30g，生白术30g，大枣6g，竹茹20g，炒栀子9g，砂仁6g。7剂，水煎服，日1剂，分温2服。

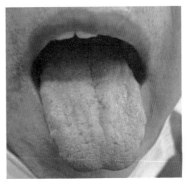

图1-3 舌苔

三诊：患者上腹胀满及头昏沉缓解，无口苦。湿疹好转。舌淡暗，苔薄黄，脉右沉细、左弦滑。

【方药】姜厚朴10g，炒枳壳9g，人参6g，炙甘草6g，肉桂3g，干姜6g，茯苓15g，生白术30g，大枣6g。7剂，水煎服，日1剂，分温2服。

【按语】气痞一词最早见于《伤寒论》，"脉浮而紧，而复下之，紧反入里，则作痞，按之自濡，但气痞耳"，是指表邪因误下入里，无形之邪结于心下，形成按之柔和而不痛的痞证，也指气膈。多因忧思郁结所致。证见腹部胀满，心下痞满，不思饮食。六朝时医家谓之气膈。初起理气和营，解郁消痞；日久虚中夹实，兼见肢体懒倦，宜健脾行滞。

本案例中患者年老，中焦运化乏力，气滞腹中，治疗予厚朴生姜半夏甘草人参汤（以下简称"厚姜半甘参汤"）加减。厚姜半甘参汤出自《伤寒论》，原文载"发汗后，腹胀满者，厚朴生姜半夏甘草人参汤主之"。此处"腹胀满"是指虚胀、虚满。方中厚朴行气消胀；生姜、半夏祛水饮；人参、甘草补中虚。一诊以理气为主，在厚姜半甘参汤基础上，加苓桂术甘汤，健脾利湿。因患者湿热内生，故干姜、肉桂以温脾阳为主，稍稍与之，以免生热。加竹茹、炒栀子清热化湿，调平干姜与肉桂。二诊时，患者症状好转，人参加至6g以增加健脾功能，加砂仁化湿开胃。三诊时，患者诸症好转，头晕、腹胀基本消失，治疗以健脾为主，减少理气药物，厚朴减量至10g，茯苓减量至15g，去半夏、竹茹、炒栀子、砂仁。

案例2：张某，女，63岁，就诊节气：清明

【主诉】上腹部隐痛1年余。

【现病史】患者1年前无明显诱因出现上腹部隐痛，周身乏力，大便2日1行，排便无力，纳食尚可，夜眠差，手脚凉，尿频，遗尿，口水多，张口流涎，舌暗，水滑苔，脉弦滑。

【既往史】脑梗死后遗症。

【辅助检查】胃镜：慢性萎缩性胃炎伴糜烂。

【中医诊断】痞满。

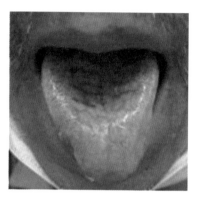

图1-4 舌苔

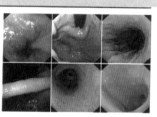

北京中医药大学东直门医院通州院区
胃镜检查报告单

图像所见：
食管粘膜光滑，呈淡红色，未见糜烂、溃疡及静脉曲张。贲门粘膜光滑，齿状线清晰，胃底粘膜光滑，粘液池清亮；胃体粘膜光滑，红白相间，以红为主；胃窦部粘膜粗糙不平，红白相间，以灰白为主，可见点片状充血红斑伴糜烂，活检2块，组织软，弹性好，近幽门取HP一块；胃角弧形，粘膜光滑，蠕动佳，幽门圆，开闭好，十二指肠球部及降部未见异常。

印象诊断：
慢性萎缩性胃炎伴糜烂?
HP（++++）

建议：
待病理回报，定期复查。

图1-5 胃镜

【辨证】水痞证。

【病证分析】患者老年女性，脾阳不足，中焦运化失司，气血生化乏源，而见周身乏力、排便无力；水饮停滞，脉络阻塞，而见上腹部隐痛。脾不升清，胃不降浊，肺气不能携心火下济肾水，膀胱气化功能失司，故见尿频、遗尿。气虚，水饮代谢失常，水湿停聚，而见口水多、流涎。观其舌暗，水滑苔，查其脉象滑，考虑患者为脾阳不足，水湿内停的水痞证。

【治法】温中化湿利水。

【方药】泽泻9g，猪苓9g，炒白术9g，茯苓15g，桂枝10g，人参

9g，火麻仁 20g，黄芪 10g，炒白扁豆 30g，玄参 15g，黑顺片 3g（先煎），菟丝子 15g，当归 6g，酒萸肉 9g。14 剂，水煎服，日 1 剂，分温 2 服。

二诊：患者腹痛缓解，乏力感减轻，口水明显减少，与人交流时未再流涎。遗尿、手脚凉、排便无力同前。舌暗，水滑苔，脉弦滑。

【方药】炒白术 15g，茯苓 30g，桂枝 10g，人参 9g，火麻仁 30g，黄芪 10g，干姜 6g，炒白扁豆 30g，玄参 15g，黑顺片 6g（先煎），菟丝子 15g，当归 6g，酒萸肉 9g，制淫羊藿 9g。14 剂，水煎服，日 1 剂，分温 2 服。

【按语】水痞证首见于《伤寒论》。水痞的病因可归纳为感受外邪、饮食所伤、误下伤中、七情失和、他病转入及脾胃虚弱 6 个方面。《伤寒论》载："伤寒汗出，解之后，胃中不和，心下痞硬，干噫食臭，胁下有水气。"从原文来看，其外邪已侵入，误汗伤及脾胃之阳，气机升降失常，水谷不能得到正常升运，水湿亦不能正常运化，逐渐水饮内停。

本患者考虑中阳不足，水湿内停，治疗予五苓散合茯苓甘草汤加减。五苓散，出自《伤寒论》，原文谓"太阳病，发汗后，大汗出，胃中干，烦躁不得眠，欲得饮水者，少少与饮之，令胃气和则愈。若脉浮，小便不利，微热，消渴者，五苓散主之"。五苓散，具有温阳化气、利湿行水的功效。用于膀胱气化不利，水湿内聚引起的小便不利，水肿腹胀，呕逆泄泻，渴不思饮。方中猪苓、茯苓、泽泻、白术皆为利尿药，重在逐内饮；桂枝降气利水，使水下行。

一诊中在五苓散基础上加人参、黄芪、炒白扁豆，健脾益气；当归配伍黄芪，益气养血；玄参养阴清热，佐黑顺片免伤阴之弊；黑顺片、菟丝子、酒萸肉补肾精、温肾阳；火麻仁润肠通便。服中药后患者腹痛缓解，乏力感减轻，口水明显减少，与人交流时未再流涎。遗尿、手脚凉、排便无力同前。考虑患者此时脾肾两虚，以肾虚为主，故二诊时去泽泻、猪苓，炒白术加至 15g；茯苓加至 30g；火麻仁加至 30g；黑顺片加至 6g，并加淫羊藿 9g 以健脾阳、助补肾阳；加干姜 6g 健脾温中。

案例 3：王某，女，64 岁，就诊节气：立夏
【主诉】腹胀满 5 年，加重 1 周。
【现病史】患者腹胀满 5 年，进食后明显，不敢多食，时有反酸烧心，曾行胃镜检查，提示慢性胃炎。1 周前患者进食大量冷食后腹部不适加重，腹胀拒按，

下午明显，夜晚更甚，时有上腹部隐痛，反酸烧心，大便不爽，味臭。舌暗边红，苔薄黄，舌下络脉迂曲，脉右侧濡滑、左侧弦滑。

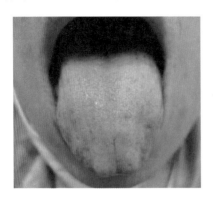

图1-6 舌苔

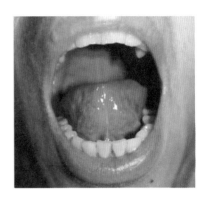

图1-7 舌下络脉

【既往史】体健。

【辅助检查】胃镜：慢性非萎缩性胃炎伴糜烂。

【中医诊断】痞满。

【辨证】食痞证。

【病证分析】患者平素饮食不节，此次进食大量冷食后损伤胃阳，胃降浊失常，导致食滞胃中，气机受阻，升降失常，故进食后腹胀明显。食滞胃中，郁而化热，故反酸烧心、大便不爽、味臭。观其舌，舌暗边红，舌下络脉迂曲，苔薄黄；查其脉象，脉右濡滑、左弦滑，考虑患者为肝胃不和、食滞胃中的食痞证。

【治法】消食和胃，行气消痞。

【方药】法半夏9g，茯苓9g，陈皮6g，黄芩9g，焦山楂15g，焦

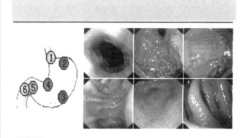

图1-8 胃镜

神曲 15g，焦麦芽 15g，醋鸡内金 30g，炒枳实 9g，姜厚朴 30g，人参 3g，干姜 3g，生甘草 6g。14 剂，水煎服，日 1 剂，分温 2 服。

嘱患者勿暴饮暴食，每餐七分饱，勿食寒凉。

二诊：服中药后腹胀减轻，时有上腹部隐痛，排便通畅。舌暗红，苔根部薄黄，脉濡滑。

【方药】法半夏 9g，茯苓 15g，陈皮 6g，黄芩 9g，焦山楂 15g，焦神曲 15g，醋鸡内金 30g，炒枳实 9g，生白术 30g，姜厚朴 30g，人参 9g，干姜 3g，生甘草 6g，佛手 9g，香橼 9g，炒莱菔子 15g，醋延胡索 15g。14 剂，水煎服，日 1 剂，分温 2 服，

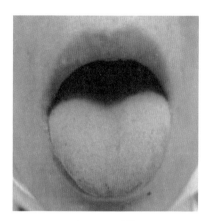

图 1-9 舌苔

【按语】食痞证一词并无文献记载。我们在临证中将饮食停滞胃中所致心下痞，称为食痞证。本案例中患者平素饮食不节，脾胃运化乏力。此次进冷食后食滞胃中。一诊治疗予保和丸合厚朴生姜半夏甘草人参汤加减。保和丸出自《丹溪心法》，方中山楂善消油腻肉滞，神曲能消酒食陈腐之积，莱菔子消面食痰浊之滞，陈皮、半夏、茯苓理气和胃、燥湿化痰，连翘散结清热，共奏消食和胃之功。保和丸主要用于消食和胃，患者主症可见食积停滞，胸脘痞满，腹胀时痛，嗳腐吞酸，不喜食，或呕吐泄泻，脉滑，舌苔厚腻或黄。此患者未用连翘，而用黄芩清热。连翘、黄芩皆可清热解毒，但黄芩主要清肝胆之热，尤其是肝旺克脾者首选。方中麦芽、鸡内金、枳实健胃消食，配伍厚姜半甘参汤行气除满。服药后患者腹胀减轻、大便畅快，但仍时感腹部隐痛，结合舌脉，考虑气滞中焦，不通则痛。茯苓加至 15g，并加炒白术 30g 健脾；去焦麦芽，加炒莱菔子化痰导滞；加香橼、佛手、延胡索行气止痛。

四、小结

痞满，阳旺之躯胃湿恒多，治宜通阳利小便。阴盛之体脾湿多，救阴在津与汗。

1. 气痞 脾虚运化乏力导致腹部气胀为主，厚朴半甘姜参汤加减治疗。治疗

前期理气为先，后期健脾善后。

2. 水痞 "水渍胃中"导致水饮停滞中焦，出现上腹胀满。茯苓甘草汤合五苓散加减治疗。治疗以健脾利水为主。

3. 食痞 饮食不节导致食物停滞胃中，保和丸合枳术丸加减治疗。治疗以消食导滞为主。

五、治疗体会

1. 疾病发生发展转归的体会 痞满多数由于饮食不节或伤寒后引起。根据患者的体质不同，本着"虚则太阴，实则阳明"的变化规律，首先要辨别证候的虚与实，再辨别寒与热、气与水的不同。但不论证候如何表现，本质不会跳出脾胃的升清与降浊的功能。我们在治疗中根据痞满的部位选择不同的治疗方法。饭后即出现痞满，多数与胃排空功能减弱相关。若晚饭后出现痞满明显，多与脾虚、小肠消化功能减弱有关。同时还要注意大便的通畅与否。但不论证候如何表现，都离不开脾虚、运化乏力这一根本病机。所以我们在治疗中不管是升清降浊，还是运化水湿、消食导滞，都不要忘记以健脾为根本。

2. 临证治疗用药的体会 临床实践中，我们在运用保和丸合枳术丸、茯苓甘草汤、五苓散、厚朴半甘姜参汤时，都要注意人参、白术、茯苓、枳实四味药的调平作用。痞满者由于长期的饮食不节，多数会造成脾胃消化蠕动功能的减弱，故增加胃肠的消化吸收功能是重中之重。在治疗痞满时，人参是不可或缺的药物，一般从小量开始应用，有明显脾虚者可以大量使用。但为了防止人参碍脾，要注意用枳实和白术来调节。热象明显者可用黄芩或黄连来调平。白术与枳实，合方称枳术丸，主要是用作胃肠动力药，也是消除痞满的主要用药。在运用时如遇到大便先干后溏者要用栀子和干姜来调平。遇到便溏者要用附子和木香调平。遇到大便干燥者要用厚朴和大黄来调平。同时用少量人参助力。茯苓是渗湿健脾药，配合白术能够健脾祛饮。但在运用中要注意阴虚患者护阴的问题，尤其是年龄大的患者，可以用泽泻来代替。

3. 调养 痞满患者多数由于暴饮暴食或者贪嘴进食不易消化食物（如黏腻、肉食）所致。恰如古言"饮食自倍，肠胃乃伤"。故日常生活中进食要注意，不可过饱，不论进食何种食物，在六七分饱时，要停止进食。尤其出现痞满后，晚餐尽量少食或不食，让胃肠道得到充分休息。待胃肠道完全排空后再进食。脾虚湿重的患者，尽量不进食甜食。平素饮食要以清淡为主。但脾虚较重的人，摄入适当的蛋白质是必要的。

第二章 胃痛

胃痛是指由于脾胃受损、气血不调所引起的胃脘部疼痛，又称胃脘痛。胃痛以各种性质的胃脘部疼痛为主症，往往兼见胃脘部痞满、胀闷、嗳气、吐酸、纳呆、胁胀、腹胀等症，常反复发作，久治难愈，上消化道钡餐造影或胃镜检查多有阳性所见，甚至可见吐血、黑便等症。

1. 脾胃的生理

（1）枢轴作用：人与天地合一，自然界的变化规律亦昭示着人体的运化规律。人体的阴阳变化，气血运行，水火升降，五行相生相克，均贴合自然界的气息，这种规律无时无刻不在主宰着人体的生理和病理功能。脾胃属土，居于人体中焦，是天地阴阳之中气，分为戊土和己土。脾为己（阴）土，体阴而用阳，在人体左旋运化升清，携肾水蒸腾，温煦肝木，使肝木积温成热，阴升化阳，阳升至上焦化心火。胃为戊（阳）土，体阳而用阴，受纳腐熟水谷，在人体右转下行，降化浊阴，使火金下潜，积凉成寒，阳降化阴，阴降至下焦化肾水。所以脾胃居中焦，是阴阳气血升降的枢轴，是水火气化功能的中枢，这种功能维持着人体的阴阳平衡，水火互化，气血顺畅，精足神旺，使生命有常。

（2）降浊作用：胃为一个中空的囊袋，平日闭合，进食后呈容量性扩张，受纳和腐熟食物。食块经过胃的蠕动，充分和胃液混合并研磨成食糜后，推送至十二指肠，进一步消化吸收。胃的上下口分别由贲门和幽门掌管，当进食时，贲门打开，食物通过后立即关闭，防止食物反流。食物在胃底与消化液混合，胃体开始出现有节律的连续的蠕动波，将食物和消化液推向胃窦。此时，位于胃窦下方的幽门开放，允许漂在食团上方的食糜和液体通过。当食团被推向胃窦幽门区时，幽门关闭，对食团进行挤压和研磨，使其充分和消化液混合，变成食糜，等待胃的再次蠕动波送入十二指肠内。所以，胃受纳水谷，磨化以运，以纯阳而含纯阴，浊阴下降，是以清虚而善纳。

胃肠的运动模式是分阶段的序贯性运动，每阶段的运动受到其上下阶段运动的调控（影响），也就是我们中医讲的阴阳易位，更虚更实，更逆更从。阳明胃，太阴脾（小肠），阳明大肠，阴阳易位，分别升清降浊，传送糟粕。胃空才能受纳，胃实肠虚，胃才能推动食团入小肠；胃排空后则小肠实，小肠实、大肠虚，食物残渣才会被顺利排出小肠，故消化道按阴阳易位，虚实更替，才能完成食物的消化与运送过程。脾升为健，胃降为从，清阳升，浊阴降，才能完成人体营养物质的能量转化过程，也就是人体的气化功能。

（3）影响胃受纳和运送食物的因素

①胃的容量与排空：胃肠运动使机体摄入的食物有顺序地通过胃肠道。机体得以吸收其中的营养物质、电解质和水分。空腹时，胃的容量是 50mL，进食后胃舒张，近端胃平滑肌可随胃内容物增加 2～3 倍的长度，以适应短期内大量食物涌入的情况，使胃内压不升高。

进食后，近端胃首先舒张，适应进入的食物容量。胃体发生蠕动，胃平滑肌收缩。远端胃将咀嚼过的食物研磨成直径小于 1mm 的小块，在释放消化酶的同时，逐渐将胃内容物送入小肠。规则的平滑肌收缩，产生协调的腔内压变化，使食糜从胃、小肠及结肠运送出去。胃肠道各阶段的括约肌有推动胃肠内容物向前移动并阻止内容物逆流的作用。所以，胃肠道的协调运动是神经体液对胃肠括约肌、纵行肌、环形肌的收缩与舒张共同调节的结果。胃底的张力调节流体食物排空，胃窦的收缩控制固体食物排空。贲门防止胃内容物反流至食管，幽门放过流食，研磨食块，防止十二指肠内容物反流至胃内。胃的排空主要取决于胃腔与十二指肠腔之间的压力差，但最根本的动力是胃平滑肌的收缩蠕动。

当胃与十二指肠出现运动紊乱，胃的容量性舒张和排空受到影响时会出现以下证候：胃紧缩性疼痛，甚至伴出汗、心动过速或腹泻。这是由于胃排空过速所致；胃脘部胀痛，伴早饱及餐后呕吐，系胃的充胀感觉阈值降低，致胃的容纳性舒张减小，或因胃窦与十二指肠收缩不协调，胃排空缓慢所致。胃内存在大量潴留液（＞750mL）时，左上腹可出现软包块。

②胃液的分泌与食物分解：胃液是无色、呈酸性反应的液体，pH 在 0.9～1.5。人每日分泌胃液 1.5～2.0L，其主要成分为盐酸、胃蛋白酶、黏液和内因子。胃液的主要作用是覆盖在胃黏膜表面，具有润滑的作用，并保护胃黏膜免遭食物的机械损伤；阻止胃酸和胃蛋白酶对胃黏膜的腐蚀性损伤；初步乳化和分解食物；刺激胆汁和胰液的分泌；维持维生素 B_{12} 的吸收。当胃液分泌减少或增加时，都会

影响到食物的分解与推送，从而影响到胃的排空而致病。

③胃的黏膜保护与损伤：胃的黏膜由单层柱状上皮、固有膜和黏膜肌层构成，固有膜内充满胃腺、动静脉丛、淋巴管丛，主管着胃黏膜的新陈代谢、细胞更新。胃黏膜上皮顶部细胞膜和相邻的细胞膜紧密连接，形成胃黏膜的屏障，使分别在胃黏膜内和胃腔内的 Na^+ 和 H^+ 在黏膜间形成巨大浓度梯度，让胃黏膜免受酸度极高的胃液的破坏，并改善胃黏膜的血流量。胃黏膜的细胞保护作用还可以刺激细胞的主动转运过程和激活腺苷环化酶等。因药物、机械性损伤、刺激性食物损伤了胃黏膜的屏障，则胃腔内的 H^+ 会迅速向黏膜内扩散，引起细胞内酸反应失常，能量供应发生障碍，导致胃壁的毛细血管扩张，通透性增加，从而诱发胃黏膜的肿胀和破损。还可刺激到黏膜下的壁内神经丛，使之兴奋，引起胃壁平滑肌的收缩痉挛，造成局部缺血，黏膜出现坏死或溃疡形成，从而出现胃痛、烧灼等不适的感觉。

④胃的蠕动与压力：胃的蠕动频率约为每分钟 3 次。食物进入胃约 5 分钟后，蠕动便从胃体近端 1/3 和中段 1/3 连接处的起点开始，向幽门方向扩布收缩环，起始时收缩弱，幽门张开，5mL 左右的流体食物通过幽门进入十二指肠。当蠕动波接近幽门时收缩力增强，扩布速度加快，幽门关闭，留在胃窦的食物被强有力的收缩波挤压和研磨并推向胃体，再次与胃液混合，等待下次蠕动。胃的收缩既受胃平滑肌本身活动的控制，又受神经系统（如交感神经兴奋抑制胃运动，迷走神经兴奋促进平滑肌的收缩和蠕动的增强）、体液因素（胃泌素增加胃的蠕动，胆囊收缩素和促胰液素等抑制胃的蠕动）的调节。所以，暴饮暴食、食物的性质和情绪因素都会影响到胃的蠕动，导致胃的病理变化。

⑤食物的性状与寒热影响：从以上胃的生理中我们可以得出结论，颗粒较大的食物、生硬的食物、刺激性较大的食物都可以增加胃液分解的速度和研磨的强度及难度。暴饮暴食使胃的张力过大，胃的环形肌收缩乏力。生硬的食物可造成胃黏膜破损等。辛辣刺激的食物和寒凉的饮料也会导致胃黏膜下血管扩张或收缩、充血或局部缺血，亦会影响到胃的蠕动与分泌功能而出现上腹部的不适与疼痛。

2.胃的病理　胃为燥土，在六气中与手阳明大肠同属阳明燥金，位于从属地位。从子（金）化气为燥（手阳明燥金主令）。土湿金燥，故胃土的燥是子气而非本气。这种燥湿的制衡需要视子母之气的强弱程度，若子气不敌本气之旺，则为阴胜之象，胃土恒湿。因为"太阳性湿，阳明性燥，燥湿调停，在乎中气"——

《四圣心源》。如果中气旺盛，胃土化气于燥金而胃不伤湿；如果中气衰弱，水火不能升降，阴阳不交而现燥湿偏见。胃土体阳而用阴，胃的受纳腐熟亦需脾阴滋润，胃为多气多血之腑，喜润恶燥，润则受纳通降，燥则关格不入，降纳为顺。所以胃的纳运失常会影响到阴阳的升降，出现木曲不直、肾水不润，金革不从，心火上炎，导致水湿的代谢异常，水火升降的逆乱。可表现为以下几方面。

（1）纳运失常：胃主受纳、脾主运化。当中气旺盛时，脾能运化则胃气下降，降则受纳，纳谷入胃。胃喜润恶燥，体阳而用阴，阴液充足则能腐熟水谷。当中气不足时，病邪入侵，入于阳明则化热为实证，顺太阴寒化则为虚证。阳明受邪，浊阴不降，使饮食积滞于胃中，化腐成热，从而胃脘胀痛，反酸烧心，嗳气腐臭，甚至呕吐。胃不降则脾不能升，运化乏力，湿阻水泛，水浸寒化使胃脘痞满，隐痛不适，纳食不振或饥而不食。

（2）水湿代谢异常：脾升则气升水布，胃降则水饮代谢下行。水之消化更难于谷，须母土火旺，燥金克水，再需脾阳蒸动，水化为雾，上济心火。当胃的纳运失常，胃浊不降则饮停胃中，阴易进而阳易退，阴阳不交，湿胜其燥。胃浊不降，火截上焦，不能降洒化气为水，而成上热下寒之势，湿为水火之中气，上热下寒，使湿气弥漫中焦，饮停为湿，久聚成痰。故胃不降浊，水湿代谢异常而为饮为痰，更加重脾胃内伤，气滞血瘀，使水火升降逆乱。

（3）气血水火逆乱：痰饮水湿阻塞气机，脾胃气滞，升降失司，胃火不能携心火和胆火下行，火逆为乱，燥热郁发。脾气不能携肾水肝阳上升，水泛为害。血生于心火而藏于肝，气生于肾水而上主于肺，但脾为生血之本，胃为化气之源，运化上下其间全赖脾胃。脾胃升降失常，肺气不能肃敛而引火下行，肝气不能温升而引水上承，则致气血水火逆乱。

一、病因病机

胃痛初发，其病位主要在胃，纳谷不运，伤及胃气，轻重则视中气强弱。中气强则燥湿不倚，用消食导积即可。若中气弱，阴阳不交，燥湿偏见。湿胜其燥，水饮停滞，饮少而食减。燥胜其湿，则热多水亏，饥而善渴，水利便坚。燥为寒热之中气，化火为热，化水为寒。水湿阻滞，气血升降异常而出现气滞血瘀，可累及肝、肺。病久，其病位主要在脾，肝脾同病累及肾水。

1. 食积痛 "胃纳脾运，胃土以燥纳物，脾土以湿化气"，"中气旺则胃降善纳"，如果胃中有热，容易消谷善饥，饮食贪多，"饮食自倍，肠胃乃伤"。长此以往会使胃阳渐虚，导致胃动力不足，胃排空乏力，出现胃脘部胀痛。

2. 气滞痛 常见于气血两虚，以血虚气滞为主的患者，这类人多为少阳之人，情感丰富，性格急躁，当遇到糟心之事容易出现情志不遂、心烦失眠，暗耗肝血而致肝阴不足的情况。当饮食不节或恼怒烦心时，胃燥气偏胜则化热失润，不能和降，气滞中焦，此时若再肝旺克脾，生化乏源，阴血更弱。阳无阴守，则现拘急疼痛，伴有四肢乏力、心情郁闷的肝郁脾虚之证候。胃不降则金失清敛，气滞右侧，故患者以右侧上腹部隐痛或阵发性紧缩痛为主，视金强木弱的程度判别伴随症状，可以进行辅佐调平。

3. 血郁痛 脾为生血之本，但血根于心而藏于肝，肝藏血、寓相火，肝气太过则易挑动相火而伤肝阴，火盛则血虚。肝气郁结则气不顺畅，血亦不和，横逆克脾，使中焦升降失常，肝郁脾虚，气结血凝，郁而生热，扩至两胁，郁热上扰，烦满而痛，郁热随脾下陷，便溏频作。

4. 寒凝痛 脾土生于心火而克肾水，胃土燥则能制约水饮，但脾土湿易使水气泛滥而成饮邪。在中焦，湿为本气，燥为化气，所以燥气不敌湿气之旺盛，当饮食不节，贪食寒凉，或者寒邪伤中时，可致土虚火衰而水泛。水寒脾更湿，脾胃升降相因，脾湿为困，则胃失和降，饮停胃中，气化为寒，寒凝气滞，郁结为痛。

二、常见证型及治法、方药

1. 食积痛

病因病机："胃纳脾运，胃土以燥纳物，脾土以湿化气"，"中气旺则胃降善纳"，如果胃中有热，容易消谷善饥，饮食贪多，"饮食自倍，肠胃乃伤"。长此以往会使胃阳渐虚，导致胃动力不足，胃排空乏力，而出现胃脘部胀痛。

主症：胃脘胀痛，食后加重，嗳气，纳呆食少，有伤食病史，或嗳腐吞酸。舌淡，苔薄白，或白腻，或薄黄，脉滑或濡。

治法：健脾助运，消食导滞。

方药：半夏泻心汤合枳术丸加减。

2. 气滞痛

病因病机：情志不遂，郁而横逆，胃失和降，金不能清敛，使气滞于右侧，故胃脘疼痛。

主症：右上侧腹部隐痛或阵发性疼痛伴拘急感，喜温喜按，易在饥饿时或夜间发作，伴四肢乏力或肌肉酸痛，甚至心慌气短，夜寐不安。若右侧腹痛在饭后1～2小时出现，则以胀痛为主，放射至同侧后背，胀闷不舒，心烦起急，甚至大便不畅或者大便溏泄，但泻后不爽。舌淡红，苔薄白或薄黄，脉弦滑。

治法：和里缓急，行气导滞。

方药：小建中汤合芍药甘草汤加减。

3. 血郁痛

病因病机：肝郁脾虚，气不顺畅，血亦不和，气结血凝，郁而生热，热盛血虚，郁滞烦满为痛。

主症：胃脘部疼痛，连及两胁，胸胁烦满不得卧，多怒而善忘，便溏，舌暗红，苔白或黄，脉弦细。

治法：疏肝健脾，和血止痛。

方药：柴胡疏肝散合当归芍药散加减。

4. 寒凝痛

病因病机：水寒脾湿，胃失和降，饮停胃中，气化为寒，寒凝气滞，郁结为痛。

主症：胃脘部硬结而痛，遇寒痛剧，尤其进食生冷或冰凉饮料时易诱发，恶心泛呕或呕吐痰涎，兼见小腹冷痛胀满，便秘或便溏，舌淡暗，苔白腻或水滑，脉弦紧。

治法：温中活血。

方药：理中丸合失笑散加减。

三、典型病例

案例1：邢某，男，38岁，就诊节气：夏至

【主诉】胃痛阵作1周。

【现病史】患者近1周饮食无规律，且暴饮暴食。1周前晚上聚餐后出现胃

痛，胃脘部胀满。此后多于饭后出现胃痛，伴有嗳气、纳差。大便略干，小便可。舌淡红，苔白略腻，脉滑。

【既往史】慢性非萎缩性胃炎。

【辅助检查】胃镜：慢性非萎缩性胃炎伴胆汁反流。

【中医诊断】胃痛。

【辨证】食积痛。

【病证分析】患者青年男性，曾暴饮暴食，伐伤胃气，引起胃气壅滞，失于通降，故出现胃痛。中焦运化乏力，脾胃升清降浊功能减退，导致食物残渣长时间停留在消化道，产生大量气体，气滞胃中，出现胃脘部胀满。胃气上逆，则见嗳气、纳差。观其舌淡红，苔白略腻，脉滑，考虑患者为饮食积滞所致的食积痛。

【治法】健脾助运，消食导滞。

【方药】半夏9g，黄连3g，黄芩9g，干姜3g，甘草6g，大枣6g，人参3g，枳实9g，炒白术9g，焦神曲15g，焦山楂15g，鸡内金30g，延胡索15g。7剂，颗粒剂型，水冲服，日1剂，分温2服。

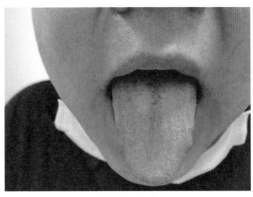

图 2-1 舌苔

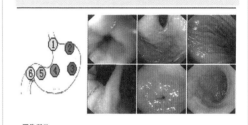

图 2-2 胃镜

二诊：患者胃痛及胀满感均有减轻，纳食增加，大小便正常。舌淡红，苔白，脉滑。

【方药】半夏9g，黄连3g，黄芩9g，干姜3g，甘草6g，大枣6g，人参3g，枳实9g，炒白术9g，焦神曲15g，鸡内金30g。7剂，颗粒剂型，水冲服，日1剂，分温 2 服。

【按语】《内经》中有关"厥心痛"的内容，与本病有密切的关系。《内经》还指出，造成胃脘痛的原因有受寒、肝气不疏及内热等。《金匮要略》将胃脘部称为心下、心中，将胃病分为痞证、胀证、满证与痛证。《景岳全书·心腹痛》指出："……盖食停则气滞，寒留则气凝。……食滞者兼乎消导，寒滞者兼乎温中。"董老师在临证中将饮食停滞胃中所致之心下痞称为食痞证。

本案例中患者为青年，暴饮暴食致中焦痞塞，交通不利。不通则痛，治疗予半夏泻心汤合枳术丸加减。半夏泻心汤出自《伤寒杂病论》，原文指出，"呕而肠鸣，心下痞者，半夏泻心汤主之"。枳术丸出自李东垣《内外伤辨惑论》："易水张先生枳术丸：治痞，消食，强胃。白术二两，枳实一两。"半夏泻心汤治疗心下痞，古人称为"痰气痞"。痞者塞也，就是痞塞了，具体说就是脾胃的升降之气在这里痞塞了，堵住了，交通不利了，治疗需调和脾胃，消痞散结。此病案中用于消除食积之痞满，使痞塞通，通则痛解。半夏为君，散结除痞。干姜温中。黄芩、黄连苦寒以泄热除痞。人参、大枣益气补脾虚。再加枳实、白术、焦神曲、焦山楂、鸡内金健脾消食。延胡索行气止痛。二诊患者胃痛及胃脘部胀满感均明显减轻，故去掉一诊中的焦山楂及延胡索，追方继服。

案例 2：李某，男，69 岁，就诊节气：小暑

【主诉】胃脘部胀痛 1 个月。

【现病史】患者 1 个月前情绪波动后出现胃脘部胀痛，心烦易怒，时作太息，常因情志不遂而加重，不思饮食，眠差。大便略干。舌暗红，苔薄黄，脉弦滑。

【既往史】结肠炎。

【辅助检查】无。

【中医诊断】胃痛。

【辨证】气滞痛。

【病证分析】患者老年男性，生气后出现

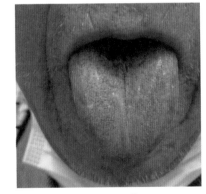

图 2-3 舌苔

肝气郁结，横逆犯胃，肝胃气滞，故胃脘胀痛。每因情志不遂而加重气机不畅，故时作太息。忧思伤脾，脾虚则不思饮食。食少，气机不畅则大便难行。观其舌

淡红，苔薄黄，脉弦滑，考虑患者为肝气郁结的气滞痛。

【治法】和里缓急，行气导滞。

【方药】桂枝 2g，芍药 30g，炒白术 9g，生姜 5g，甘草 6g，大枣 6g，延胡索 15g，枳实 9g，人参 3g，大黄 9g，陈皮 6g，黄芩 9g。7 剂，颗粒剂型，日 1 剂，分温 2 服。并开导患者，注意调其情志。嘱其家属回家后继续开导患者，避免生气。

二诊：患者胃脘胀痛明显减轻，纳食增加，眠可，大便正常。舌暗红，苔白，脉弦滑。家属诉患者情绪明显好转。

【方药】桂枝 2g，芍药 18g，炒白术 9g，生姜 5g，甘草 6g，大枣 6g，枳实 9g，人参 3g，陈皮 6g。7 剂，颗粒剂型，日 1 剂，分温 2 服。

【按语】古代文献中所述胃脘痛多以"心痛"代之，其原因，一则胃脘部的疼痛，不仅是胃肠疾患可以引起，同时心脏的疾患亦可以引起，如真心痛等；无论哪个脏器引起的胃脘部疼痛，用辨证论治的方法治疗均可获得一定疗效。《景岳全书》曰："怒气伤肝，则肝木之气必侵脾土，而胃气受伤，致妨饮食。此虽以肝气之逆，然肝气无不渐散，而脾气之伤，则受其困矣，此所以不必重肝，而重当在脾也。故凡遇此证，但当察其逆滞之有无，如无胁痛、胀满等证，则不必疏肝气，单以养脾益气为主。或于补养药中少加乌药、青皮、白豆蔻以佐之亦可。"

本病例中患者无胁痛，故以小建中汤合芍药甘草汤健脾行气，柔肝止痛。小建中汤出自《伤寒论》，主治中焦虚寒、肝脾不和。芍药甘草汤亦出自《伤寒论》，主调和肝脾、缓急止痛。小建中汤用到芍药、甘草，两方合用，加大了芍药的剂量。气滞胃痛是由于肝气横逆犯胃、脾阳虚弱所致。小建中汤就是以甘温的方法来建中阳，甘辛合化。加大芍药的剂量后，不仅能建中阳而且不伤阴，阴阳兼顾，又有和里缓急的作用。延胡索加大止痛之效；枳实、大黄、黄芩理气、清热、泻下以通便。此方中未用饴糖，以人参代之，不但补脾气，而且滋肾阴；佐以陈皮理气健脾。

二诊中患者胃痛明显缓解，纳食增加，且大便正常，故在一诊方药的基础上去掉延胡索、大黄、黄芩，并减少了芍药的剂量，追方继服，仍嘱其调情志，情志畅则药半功倍，也体现出调情志的重要性。

案例 3：穆某，女，34 岁，就诊节气：立秋

【主诉】胃痛 1 个月。

【现病史】患者半个月前生气后出现胃脘部疼痛，胁肋部疼痛阵作，嗳气太息，腹部胀满，烧心反酸，纳差，眠差，小便黄，大便头部干燥。舌暗，舌尖红，舌边厚，苔黄，脉弦滑。

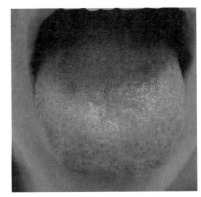

图 2-4 舌苔

【既往史】体健。

【辅助检查】无。

【中医诊断】胃痛。

【辨证】血郁痛。

【病证分析】肝喜条达，主疏泄而藏血，其经脉布胁肋，循少腹。患者情志不遂，木失调达，肝失疏泄，肝气郁结。气为血帅，气行则血行，气郁则血行不畅，肝血郁，故见胁肋疼痛。肝气横逆犯胃则胃痛。腹气不通则腹胀，肝郁化火则大便干燥。热扰心神则小便黄，眠差。肝经火旺，横逆犯胃则烧心反酸。观其舌暗，尖红，边厚，苔黄，脉弦滑，考虑患者为肝郁气滞、气滞血郁的血郁痛。此患者舌边厚亦是肝郁的表现。

【治法】疏肝健脾，和血止痛。

【方药】陈皮 9g，柴胡 12g，川芎 6g，香附 6g，枳壳 9g，芍药 30g，甘草 6g，当归 10g，茯苓 15g，生白术 30g，泽泻 10g，菖蒲 10g，郁金 20g，大黄 6g，黄芩 9g，黄连 6g，吴茱萸 1g，佛手 9g，香橼 9g。7 剂，颗粒剂型，日 1 剂，分温 2 服。

医嘱：嘱患者畅情志，多饮水。

二诊：服中药后胃痛、腹胀明显减轻，烧心反酸消失，排便通畅。舌暗红，苔薄黄，脉弦滑。

【方药】陈皮 9g，柴胡 12g，川芎 6g，香附 6g，枳壳 9g，芍药 18g，甘草 6g，当归 10g，茯苓 15g，生白术 15g，泽泻 10g，黄芩 9g，佛手 9g，香橼 9g。7 剂，水煎服，日 1 剂，分温 2 服。

【按语】《景岳全书》载："怒气伤肝，则肝木之气必侵脾土，而胃气受伤，致妨饮食。此虽以肝气之逆，然肝气无不渐散，而脾气之伤，则受其困矣，此所以不必重肝，而重当在脾也。故凡遇此证，但当察其逆滞之有无，如无胁痛、胀满等证，则不必疏气，单宜以养脾益气为主。或于补养药中少加乌药、青皮、白豆蔻以佐之亦可。"同为情志致病，病例2中无胁肋疼痛，为气滞痛，而此患者为气滞血郁的血郁痛。故在柴胡疏肝散疏肝解郁、行气止痛的基础上再加当归芍药散养血调肝。

柴胡疏肝散出自《景岳全书》卷五十六，主治胁肋疼痛、寒热往来。《内经》说："木郁达之。"治宜疏肝理气。方中以柴胡疏肝解郁，用以为君；香附理气疏肝而止痛，助柴胡解郁；川芎活血行气以止痛，助柴胡以解肝经之郁滞，并增行气活血止痛之效，共为臣药；陈皮、枳壳理气行滞；芍药、甘草养血柔肝，缓急止痛，均为佐药；且甘草又有调和诸药之效。诸药相合，共奏疏肝行气、活血止痛之功。

当归芍药散出自《金匮要略》，具有养血调肝、健脾利湿之功效。方中重用芍药泻肝木而安脾土；当归、川芎调肝养血；白术、茯苓、泽泻健脾利湿。菖蒲、郁金合用，加大疏肝解郁之效；大黄、黄芩清热、通便；黄连、吴茱萸清泻肝火；佛手、香橼疏肝理气、和胃止痛。

二诊患者胃痛、腹胀明显减轻，烧心反酸消失，去掉黄连、吴茱萸；排便通畅，去掉大黄；舌边不厚，去掉菖蒲、郁金。诸症减轻，减少芍药、白术用量。

案例4：杨某，女，60岁，就诊节气：冬至

【主诉】胃痛3天。

【现病史】患者3天前遛弯时未系衣服扣，后虽觉微凉，但仍未系扣。夜间即出现胃脘部疼痛，呈隐痛，可耐受，饮热水后好转。此后3天疼痛阵作，多在饥饿及受凉后出现，得温则缓。且自觉下肢发凉。咳嗽咳痰，痰少色白。纳可，小便略频，大便正常。舌暗红，苔薄白，脉紧涩，尺脉沉。

【既往史】高血压病史。

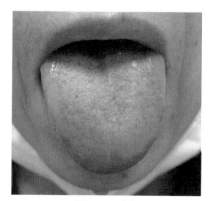

图2-5 舌苔

【辅助检查】无。

【中医诊断】胃痛。

【辨证】寒凝痛。

【病证分析】患者外感寒邪，使人体气血津液运行迟缓，中焦凝滞阻塞而不通。"不通则痛"，得温则解。寒邪为阴邪，易伤阳气，故下肢怕凉。尺脉沉，考虑存在肾阳不足，故小便频。观其舌暗红、苔薄白、脉弦紧、尺脉沉，考虑患者为外感寒邪的寒凝痛。

【治法】温中活血。

【方药】人参 6g，干姜 4g，甘草 6g，白术 30g，五灵脂 6g，蒲黄 9g，肉桂 3g，升麻 2g，枳实 9g，陈皮 9g，木香 10g，桔梗 9g，防风 9g，桑白皮 10g。7 剂，颗粒剂型，日 1 剂，分温 2 服。

医嘱：嘱患者避免进寒凉食物。

二诊：服中药后胃痛减轻。咳嗽基本缓解，小便仍略频。舌暗红，苔薄白，脉紧，尺脉沉。

【方药】人参 6g，干姜 4g，甘草 6g，白术 18g，五灵脂 6g，蒲黄 9g，肉桂 3g，升麻 2g，枳实 9g，木香 10g，防风 9g，桑白皮 10g，厚朴 30g，杜仲 10g，桑寄生 10g。7 剂，水煎服，日 1 剂，分温 2 服。

【按语】"六淫"之名首见于宋·陈无择《三因极一病证方论·卷二》，云："夫六淫者，寒暑燥湿风热是也。"《素问·天元纪大论》说："在天为热，在地为火；在天为湿，在地为土；在天为燥，在地为金；在天为寒，在地为水。故在天为气，在地成形。"寒邪的致病特点：①寒为阴邪，易伤阳气。阴盛则寒，故寒邪属于阴邪，感受寒邪，最易损伤阳气。②寒邪凝滞。③寒性收引。

理中丸出自《伤寒论》，"霍乱，头痛，发热，身疼痛，热多欲饮水者，五苓散主之；寒多不用水者，理中丸主之"。干姜大热，温中祛寒；人参入脾，补中益气；白术健脾，甘草调和诸药。失笑散出自《太平惠民和剂局方》，主治瘀血停滞。患者脉涩为有瘀血之象，故二方合用，温中活血。肉桂助散寒之效；升麻升提阳气；枳实、陈皮、木香理气止痛。防风、桔梗、桑白皮化痰止咳、利咽。

二诊胃痛减轻，白术减量。因咳嗽基本缓解，去掉陈皮、桔梗。小便仍略频，加用杜仲、桑寄生补肾。

人参和五灵脂是否可以配伍使用？高等中医药院校教材《中药学》里就有《十九畏歌诀》，其中就有"川乌草乌不顺犀，人参最怕五灵脂"。1963年版《中华人民共和国药典》中亦有"人参畏五灵脂"的记载，认为人参最怕五灵脂，两药同用可能会发生药物的相互作用而影响疗效。但古今临床实践与现代实验研究均表明，二药之间不存在绝对的配伍禁忌。古代《东医宝鉴》中的"人参芎归汤"，就是以人参配五灵脂益气活血；《校注妇人良方》中的"定坤丹"，也是用人参配五灵脂消瘀定痛；《温病条辨》中的"化癥回生丹"，亦用人参配五灵脂化癥止痛。故人参与五灵脂相配，一补一通，益气活血，启脾进食，化瘀定痛，化积消癥，功效显著。

四、小结

胃痛，临床常见以下4型。

1. **食积痛** 治疗以健脾助运、消食导滞为主，常用半夏泻心汤合枳术丸加减治疗。

2. **气滞痛** 治疗以和里缓急、行气导滞为主，常用小建中汤合芍药甘草汤加减治疗。

3. **血郁痛** 治疗以疏肝健脾、和血止痛为主，常用柴胡疏肝散合当归芍药散加减治疗。

4. **寒凝痛** 治疗以温中活血为主，常用理中丸合失笑散加减治疗。

五、治疗体会

1. **疾病发生发展转归的体会** 胃痛的发生多与胃黏膜的完好性、食物的刺激性和胃平滑肌的牵拉性及收缩性相关。当患者出现快速吞咽食物、过量进食难以消化的食物或刺激性强的食物时，胃因负荷过量，胃腔压力过大，排空延长，黏膜受损，均可引起胃脘的疼痛，这是临床最常见的食积性胃痛，以胀痛为主，伴有嗳腐、吞酸等症状，治疗时多用泻心汤类方剂，降逆止呕，消食导滞。但因患者的体质不同，食积也要根据脉证分出寒热和虚实。少阳之人多伴随胆经的郁热而现口苦咽干或胃脘烧灼感；少阴之人，心火独盛者伴有胸骨后疼痛，咽中滞塞。肾水不足者，则有脚凉胃热、肠寒腹泻等伴随症状。太阴虚之人则因痰湿凝聚中焦，苔白腻，大便溏或不畅显见。在治疗中应注意阴阳平衡，水火的调停。脾胃长期受到饮食不节的伤害，多会出现脾胃虚弱，运化乏力，阳明不降，升清受限，加之肝喜条达，当中气不足时，肝气不能顺升上逆，而郁结横逆克脾，导致气滞右胁下，引发上腹部隐痛，疼痛绵绵，时发时止，牵扯后背，上攻脑后，胃病及脾，此时应以益气健脾为主，使脾升胃降，肝气郁滞自然化解。

胃为多气多血之腑，胃病日久，由气入血，长期的胃黏膜炎症产生的代谢产物或者化学介质刺激引起的局部缺血，出现胃浊不降，火不能降敛。火不降则血不下，出现郁结。这种患者常常出现肝区部位的胀痛。肝气旺者多在饮酒后出现，脾气弱者多在进食油腻食物或多食后出现，且放射至同侧中后背。在治疗上我们不仅强调注重中焦的运化，还要注意对肝气的调运。肝藏血，升则流畅，陷则凝瘀，需肝脾同治。

太阴以湿土主令，故胃家之燥不敌脾家之湿。湿为水火之中气，湿旺气郁，津液不行，加上寒凉不适，容易出现寒凝之痛，此症阳虚者多见。阳土生于火而死于水。我们在治疗中要注意温肾阳而升脾阳，使水化寒撤。

2. 临证治疗用药的体会　在治疗胃痛时，我们最常用的止痛方是芍药甘草汤。芍药和甘草都是缓急药物，能够缓解拘急和紧迫，可减轻刺激性疼痛和牵拉性疼痛。白芍还有和血、滋津、养液的作用，能缓肝之急。甘草又可益气解毒，缓急止痛。我们在使用中遇到热多时重用白芍，气虚时重用甘草。胃痛很容易受到心火和脾湿的影响。胃"乃心火宣布其化之地"。胃土所生在君火，当胃热盛时，会出现进食刺激性食物后的胃痛，易伴有反酸烧心，甚至因食欲好而"饮食自倍，肠胃乃伤"。胃有热就要泻心火，需用的药物是黄连。黄连，清心火而减胃热。黄连小剂量养胃，大剂量败胃。我们要清除胃火而又不伤胃，就要注意黄连的合适剂量。肝阳化心火，用黄芩配伍黄连，清少阳、熄心火，这是半夏泻心汤的配伍。还可以用干姜来调平，使黄连之寒不伤中气。如果我们觉得黄连的剂量不好掌握，同时其味苦，患者也难以接受，可以用蒲公英。蒲公英入肝胃，凉而不寒，对胃没有伤害，只是使用的时间要长一些才会显效。在临床治疗时还要加些黄芪来提携，这样可不使中气寒陷。用干姜温中使脾不受寒，但黄连与干姜的配伍用量，需要我们根据患者的体质摸索出适合的剂量，来掌握调平的规律，用其长，避其短。

太阴脾以湿土主令，阳明胃燥常不敌脾家之湿。"病则土燥者少，而土湿者多"。脾湿常因小肠的吸收障碍，食物残渣滞留小肠，致痰饮停滞，影响到胃的排空降浊，湿阻中焦。在治疗中应运用健脾提运之法，用人参、白术、茯苓、枳实去调节，重点是调理脾胃的升降，也就是胃肠的蠕动功能。调节脾胃的升降必须配合健脾化湿之药才更有效。但健脾不能使火旺，可用黄芩、黄连调平。消导不能使气陷，可用人参、甘草来调平，或柴胡、升麻来抗衡。当然还要注意大肠的蠕动功能。便秘或大便黏腻不爽也是我们在治疗中应注意的环节，这点会在便秘一病中重点讨论。

所以，胃痛除了与胃的病理相关，也会因小肠和大肠的排空障碍受到影响。恢复整个胃肠道的运动功能，是我们彻底治疗胃痛的主要方法。

第三章 呕吐

呕吐是指胃失和降，气逆于上，迫使胃中之物从口吐出的一种病证。在临床上，还可细分成呕、吐、干呕。其中有物有声谓之呕，有物无声谓之吐，无物有声谓之干呕。因为呕与吐常同时发生，因此合称为呕吐。

随着人们健康意识的提升，因饮食不节（洁）出现的呕吐临床已不多见。我们常常遇到的是因起居不时、情绪郁闷而致纳运失常，出现食欲不振或恶心欲吐的患者，这常常需要我们从气血和脾胃的根本功能上去调理，所以脾胃的升降功能至关重要。我们都清楚，能够纳食赖于胃阴浊降，饮食能够消磨借于脾阳升运，"中气健旺，则胃降而善纳，脾升而善磨，水谷化消，关门洞启，精华之上奉者，清空无滞，是以痰涎不生，渣滓之下达者，传送无阻，是以便溺不涩"。在治疗中，调平脾胃的升降功能是主导。胃肠道的消化与吸收、运输与排泄，都是需要我们认真识别和斟酌的。

呕吐之名最早出现在《素问·举痛论》，其中提到："寒气客于肠胃，厥逆上出，故痛而呕也。"《素问·至真要大论》提到："诸呕吐酸，暴注下迫，皆属于热。"

张仲景在《金匮要略·呕吐哕下利病脉证治》中提到："呕而胸满者，吴茱萸汤主之。呕而肠鸣，心下痞者，半夏泻心汤主之。诸呕吐，谷不得下者，小半夏汤主之。呕而发热者，小柴胡汤主之。胃反呕吐者，大半夏汤主之。胃反，吐而渴欲水者，茯苓泽泻汤主之。"为呕吐的具体治疗提出了具体的方剂，便于后世医家辨证应用。

《证治汇补·卷之五·呕吐》中提到："有内伤饮食，填塞太阴，新谷入胃，气不宣通而呕吐者。有久病气虚，胃气衰微，闻食则呕者。有胃中有热，食入即吐者。有胃中有寒，食久方吐者。有风邪在胃，翻翻不定，郁成酸水，全不入食者。有暑邪犯胃，心烦口渴，腹痛泄泻而呕者。有胃中有脓，腥臊熏臭而呕者。有胃中有虫，作痛吐水，得食暂止者。有胃中停水，心下怔忡，口渴欲饮，水入

029

即吐者。有胃中有痰，恶心头眩，中脘躁扰，食入即吐者。"

药王孙思邈在《备急千金要方·呕吐哕逆》中提出："凡呕者，多食生姜，此是呕家圣药。"在许多治疗呕吐的方药中，均可见到应用生姜。例如朱丹溪在《丹溪心法·呕吐》中说："胃中有热，膈上有痰者，二陈汤加炒山栀、黄连、生姜。有久病呕者，胃虚不纳谷也，用人参、生姜、黄芪、白术、香附之类。大抵呕吐以半夏、橘皮、生姜为主。"

随着时代的进步，历代医家对呕吐这个疾病有了更加深入的认识。对于呕吐的治疗，提出应当先辨虚实。实证呕吐大多因饮食停滞、感受外邪，故发病急、病程短、呕吐量多，吐出气味酸臭之物。虚证多因气虚、阴虚、呕吐物不多，常伴倦怠乏力，见于内伤之证。《景岳全书·呕吐》中云："凡治胃虚呕吐，最须详审气味。盖气虚者，最畏不堪之味，不但腥臊之气不能受，即微香微郁并饮食之气亦不能受。胃弱者，最畏不堪之味，非唯苦劣之味不能受，即微咸微苦并五谷正味不能受。此胃虚之呕，所以最重气味。"

当今社会，恶性肿瘤发病率增高，许多肿瘤患者在术后或化疗后出现恶心呕吐。中医药再次发挥了重要作用。如前文提到的许多经典方剂如吴茱萸汤、半夏泻心汤、小半夏汤、小柴胡汤、大半夏汤、茯苓泽泻汤等皆在临床广泛应用。对其治疗，也应遵循分清虚实、寒热，辨证论治。

呕吐可见于西医学的多种疾病之中，如神经性呕吐、急性胃炎、幽门梗阻等。在肠梗阻、急性胰腺炎、急性胆囊炎、尿毒症、眩晕、晕动症、肿瘤患者放化疗后等疾病以呕吐为主要症状时，也可参考治疗。

一、病因病机

呕吐的病因主要为外感六淫之邪犯胃，胃失和降；饮食不节（洁）伤胃，胃气上逆；情志失调，如易怒伤肝，肝失疏泻，横逆犯胃；忧思伤脾，脾运化失职致胃失和降；久病体虚，中气不足，胃不能盛受水谷，脾不能运化精微，胃中食物积滞而上逆。总体病机为各种原因导致胃失和降，胃气上逆，从而发生呕吐。

二、常见证型及治法、方药

1. 食滞内停

病因病机：食物内停，气机受阻，胃气上逆。

主症：脘腹胀满，厌食或伴嗳气，可有大便秘结或溏薄，舌苔厚腻，脉滑实。

治法：消食导滞，和胃降逆。

方药：加味保和丸合枳术丸加减治疗。

2. 脾胃阳虚

病因病机：脾胃虚寒，运化失司。

主症：朝食暮吐或以恶心为主，饮食稍多即吐，时作时止，四肢不温，乏力喜暖，口干不欲饮，大便溏薄，舌质淡，脉濡弱。

治法：温阳健脾，和胃止呕。

方药：理中丸合补中益气汤加减治疗。

3. 痰饮内阻

病因病机：痰饮内停，湿阻中焦，胃气上逆。

主症：呕吐痰涎为主，脘腹胀满，不欲饮食，可伴有头晕目眩，心悸，舌苔白腻，脉滑。

治法：祛湿化痰，和胃降逆。

方药：小半夏汤合五苓散加减治疗。

4. 厥阴吐利

病因病机：胃热肠寒，胃气上逆。

主症：呕吐伴泄泻，得食而呕，可有腹痛，舌红苔薄，脉缓。

治法：清上温下，和胃降逆。

方药：乌梅丸合柴胡桂枝干姜汤加减治疗。

三、典型病例

案例1：郎某，女，37岁，就诊节气：小寒

【主诉】恶心呕吐、便溏1周。

【现病史】经常反复发作溏便，1～2次/日，近1周出现腹胀、恶心、呕吐，烧心，反酸，善太息。睡眠浅，口干不苦，舌质红，舌边厚，苔薄黄，脉沉细，左侧关脉重按弦。两侧中下腹按之饱满，无明显压痛。

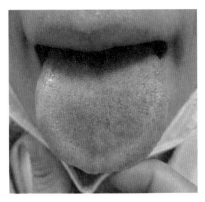

图 3-1　舌苔

【既往史】慢性胃炎病史。

【辅助检查】无。

【中医诊断】呕吐。

【辨证】厥阴吐利证。

【病证分析】患者中青年女性，平素反复便溏病史，提示既往脾虚，运化失常，导致湿邪困阻，下焦虚寒。湿邪郁久化热，故见舌质红，苔薄黄。胃中有热，症见恶心、呕吐，烧心，反酸。患者表现为上热下寒，治疗应清上温下，同时温阳健脾，温化水湿。腹胀为脾胃气滞的表现。患者脉沉细、善太息，提示患者为虚证，久病正气虚弱，当培补正气。左侧关脉重按弦，提示肝气不疏，气机不畅，亦与湿邪痰饮阻滞有关，加用郁金、香附理气类药物，使气机得疏。

【治法】温阳健脾，和胃降逆。

【方药】法半夏 9g，生姜 9g，麸炒白术 15g，茯苓 15g，泽泻 30g，桂枝 4g，白芍 30g，炙甘草 6g，太子参 30g，焦山楂 15g，炒鸡内金 30g，石菖蒲 10g，郁金 10g，醋香附 20g，川贝母 3g，当归 30g，青蒿 6g，醋鳖甲 15g。中药 7 剂，每日 1 剂，早晚餐后温服。

二诊：患者原有症状减轻，恶心、呕吐明显好转，大便溏泄明显好转，但晚上刷牙时会出现恶心、呕吐少量食物，伴有黏液，舌质红水滑胖大，苔薄白边厚，脉沉滑右侧尺脉滑。

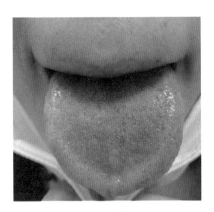

图 3-2　舌苔

【方药】法半夏 9g，生姜 9g，麸炒白术 15g，茯苓 15g，泽泻 30g，肉桂 3g，白芍 15g，炙甘草 6g，太子参 30g，焦山楂 15g，炒鸡内金 30g，石菖蒲 10g，郁金 10g，醋香附 20g，川贝母 3g，当归 30g，滑石 9g，北柴胡 6g。中药 7 剂，每日 1 剂，早晚餐后温服。

【按语】患者二诊症状明显减轻，特别是多年的便溏得到改善，呕吐次数明显减少。但是，在刷牙的刺激下会呕吐少量食物，自觉与常人相比，更容易因刷牙的刺激引起恶心呕吐。患者舌苔由初诊时的苔中间薄黄变为苔薄白，可见胃热渐除。故二诊去除青蒿、鳖甲等滋阴清热药物。脉象变为滑脉，提示正气渐复。但患者舌质水滑，胖大，为体内水湿滞停、内聚的表现，提示湿邪仍在，仍需健脾化湿。故继续予上方，健脾化湿。同时因脾阳不振，寒湿内生，出现舌苔水滑，去桂枝，改换肉桂温阳。辅以焦山楂、鸡内金消食和胃，促进胃纳腐熟，消化吸收。并予滑石祛湿止泻，避免便溏之症反复。该患者最初证属上热下寒，胃热脾虚。二诊热象好转，脾阳虚仍有。呕吐与泄泻并见，为呕吐的常见临床表现，与乌梅丸证类似。在治疗时应根据临床具体情况加减。

案例 2：吕某，女，64 岁，就诊节气：芒种

【主诉】反酸烧心伴呕吐褐色液体 1 周。

【现病史】患者近 1 周反酸烧心，躺下时明显，时有呕吐褐色液体，纳少，眠尚安，二便调。舌质红，苔黄腻，脉左侧弦滑，右侧沉。

【既往史】甲状腺癌术后 3 年。

【辅助检查】无。

【中医诊断】呕吐。

【辨证】痰饮内阻。

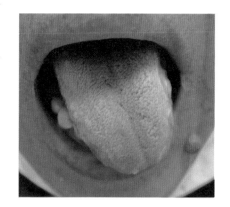

图 3-3　舌苔

【病证分析】患者老年女性，既往甲状腺癌病史，平素性情急躁，肝气不疏，横逆犯胃，经常反酸烧心，躺下后明显，严重时呕吐痰涎，提示痰湿内阻。湿邪日久化热，脏腑阳热偏盛，故见舌质红。食积胃中生热，湿热蕴结入里，故见舌苔黄腻。湿邪困阻，肝失疏泄，故见脉弦滑。久病体虚，气虚，故右侧脉沉，治疗当以祛湿热之邪为主，兼顾培补正气。

【治法】清热祛湿，和胃降逆。

【方药】法半夏 9g，黄芩 9g，黄连 9g，制吴茱萸 2g，麸炒枳壳 9g，姜厚朴 30g，生姜 6g，牡丹皮 15g，生薏苡仁 30g，泽泻 30g，麸炒白术 9g，人参 6g，玄

参15g，桑叶9g，丁香3g，瓜蒌30g，薤白9g。中药7剂，每日1剂，早晚餐后温服。

二诊：烧心反酸减少，仍是躺下时明显，呕吐减少。诉近日脚心热，出现咽部不适，有异物感。舌质红，苔黄厚腻，脉左侧弦滑，右侧沉。

【方药】法半夏9g，黄芩9g，黄连6g，制吴茱萸2g，姜厚朴30g，麸炒枳实9g，生白术60g，人参6g，醋鸡内金30g，焦山楂15g，竹茹30g，茯苓15g，炙甘草6g，射干9g，炒牛蒡子9g，生地黄10g。中药7剂，每日1剂，早晚餐后温服。

三诊：烧心反酸好转，自觉灼烧感减轻，未再呕吐。咽部不适减轻，自觉口干、口渴。舌暗红，苔薄黄腻，脉左侧弦滑，右侧沉。

【方药】法半夏9g，黄芩9g，黄连6g，制吴茱萸1g，姜厚朴30g，麸炒枳实9g，生白术60g，人参3g，醋鸡内金30g，焦山楂15g，竹茹30g，茯苓30g，炙甘草6g，射干9g，生地黄10g，生姜10g，石菖蒲20g，三七3g，夏枯草9g。中药7剂，每日1剂，早晚餐后温服。

【按语】患者呕吐痰涎，属痰饮内阻，予小半夏汤化痰，和胃降逆止呕。但患者湿邪日久，已入里化热，属里证、热证，一诊予瓜蒌、薤白清热涤痰，并予黄连、吴茱萸清肝胃之热，抑酸和胃，止呕。同时予黄芩、牡丹皮等清热，生薏苡仁、泽泻、麸炒白术健脾化湿。并予麸炒枳壳、姜厚朴通腑，祛除饮食积滞。酌加培补正气、滋阴理气药等治疗。二诊时患者烧心反酸减少，呕吐减少，但出现咽部不适，有异物感，不除外外感所致。予射干、炒牛蒡子清热利咽。患者脚心热，考虑患者肝肾阴虚，予生地滋阴清热。二诊结合患者湿邪明显之象，去瓜蒌、薤白，重用生白术，增加健脾祛湿之力度，并予醋鸡内金、焦山楂消食和胃。三诊时患者未再呕吐，舌苔变为薄黄腻，继续以前方之法，因患者舌暗，予三七活血通络。本患者呕吐痰涎，痰湿夹热，阻滞中焦，在化湿和胃的同时清肝胃之热，效果明显。

案例3：宋某，女，39岁，就诊节气：冬至

【主诉】恶心呕吐1个月。

【现病史】患者近1个月恶心呕吐阵作，呕吐物为胃内容物，伴血丝。伴反酸烧心，大便正常，夜间睡眠好，经常熬夜，怕冷，手脚不凉。舌质淡红，苔白略腻，脉沉。否认妊娠可能。

【既往史】体健。

【辅助检查】上消化道造影：胃炎。胃镜：慢性非萎缩性胃炎伴糜烂，胆汁反流。胃镜病理：活动性慢性炎。

【中医诊断】呕吐。

【辨证】脾胃阳虚。

【病证分析】患者青年女性，恶心呕吐1个月余，否认妊娠。呕吐物为胃内容物，伴血丝，伴反酸烧心。自觉怕冷，提示患者阳虚。患者生活不规律，经常熬夜，起居不时，纳运失常，导致痰饮内停，中阳不振，胃气上逆，故见呕吐。脾失健运，湿滞中焦，故见舌苔白略腻。久病脏腑亏虚，正气不足，故见脉沉。

【治法】健脾祛湿，益气补虚，和胃止呕。

【方药】人参3g，茯苓30g，生白术30g，炙甘草6g，砂仁20g（后下），旋覆花30g（包煎），煅赭石30g（先煎），生姜30g，姜厚朴30g，麸炒枳实20g，石菖蒲10g，郁金10g，生牡蛎15g（先煎），桂枝4g，木瓜20g。中药7剂，每日1剂，早晚餐后温服。

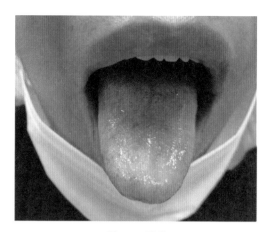

图3-4 舌苔

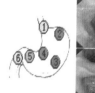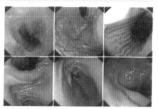

北京中医药大学东直门医院通州院区
胃镜检查报告单

图像所见：
食管粘膜光滑，呈淡红色，未见糜烂、溃疡及静脉曲张。贲门粘膜光滑，齿状线清晰。胃底粘膜光滑，粘液池黄染。胃体粘膜光滑，红白相间，以红为主。胃窦部粘膜可见点片状充血红斑伴散在糜烂，活检2块，组织软，弹性好。胃角弧形，粘膜光滑，蠕动佳。幽门圆，开闭好。十二指肠球部及降部未见异常。

印象诊断：
慢性非萎缩性胃炎伴糜烂，胆汁返流。

建议：
待病理回报，定期复查。

图3-5 胃镜

二诊：患者仍反复呕吐，进餐后呕吐，呕吐物为胃内容物，空腹也呕吐，呕吐清水痰涎及血丝。反酸烧心减轻，饮食不规律，熬夜，夜间盗汗。舌质淡红，苔白略腻，脉沉细。

【方药】人参 6g，茯苓 30g，生白术 60g，炙甘草 6g，砂仁 6g（后下），旋覆花 30g（包煎），煅赭石 30g（先煎），生姜 30g，姜厚朴 30g，麸炒枳实 20g，石菖蒲 20g，郁金 20g，桂枝 4g，木瓜 20g，法半夏 9g，醋鸡内金 30g，焦山楂 15g，焦神曲 15g，焦麦芽 15g，白芍 15g，当归 15g，酒黄精 20g。中药 7 剂，每日 1 剂，早晚餐后温服。

三诊：患者呕吐明显减轻，只偶尔呕吐，反酸烧心好转。舌质淡红，苔薄白，脉沉。

【方药】黄芪 10g，人参 3g，茯苓 30g，生白术 30g，旋覆花 30g（包煎），煅赭石 30g（先煎），生姜 30g，姜厚朴 30g，麸炒枳实 9g，石菖蒲 10g，郁金 10g，法半夏 9g，醋香附 20g，白芍 30g，当归 30g，黄连 6g，肉桂 2g。中药 7 剂，每日 1 剂，早晚餐后温服。

【按语】患者因长期生活不规律，导致脾虚湿阻，纳运失常，中阳不振，胃气上逆，频繁出现呕吐、反酸。一诊予化湿健脾，温中和胃，降逆止呕，但效果不甚明显。嘱患者调整生活方式，合理作息，二诊在原方基础上加半夏，增加化痰祛湿的力度。并予醋鸡内金、焦山楂、焦神曲、焦麦芽健胃消食，促进胃中食物的纳运排空。重用生白术，健脾祛湿。患者夜间盗汗，予白芍、当归养血调经，敛阴止汗，酒黄精滋补肾阴，敛汗。到患者三诊时，呕吐症状明显改善，反酸烧心亦明显好转，去醋鸡内金、焦山楂、焦神曲、焦麦芽等健胃消食药物，予黄连清胃，肉桂温中，并予黄芪补气健脾，促进患者脾胃功能恢复。患者三诊时，舌苔由最初的苔白略腻变为舌苔薄白，提示湿邪渐去。此患者为脾胃阳虚，中阳不振，属寒湿困于中焦，呕吐伴有明显恶心症状，为呕吐的常见症。

四、小结

呕吐的病因病机多是由外邪犯胃、饮食不节（洁）、情志失调及久病体虚所造成的胃失和降、胃气上逆。呕吐既可以是一个疾病，也可以是其他疾病的一个主要症状。多种疾病都可以有呕吐的表现，除了常见的脾胃疾病，如胃痛、痞满、呃逆、泄泻等，其他系统的疾病如眩晕、中风、头痛、感冒、咳嗽、水肿、内科癌病等均可出现呕吐症状。在治疗时，需分清病证虚实，病因主次，具体辨证论治。特别要说明的是，对于一些疾病，呕吐是机体祛除胃中病邪的一种方式。比如发热的患者，胃纳不香，饮食积滞胃中，吐出反而会觉得很舒服。还有误食毒物后，因势利导，使毒物吐出，排出体外，反而疾病得愈。再比如痰饮积滞于胃中，或瘀血留于胃中，可诱导患者将胃中的病邪吐出体外，疾病便能缓解。所以在临床中遇到呕吐的患者，也不可不论病因如何，一味止吐。

另外，在治疗时，应关注呕吐物的特点，辨别诊治。比如，呕吐黄水、绿水、酸水、苦水，多有肝胆之热。呕吐物酸腐，有难闻气味，多为饮食积滞。呕吐清水痰涎的，多属脾胃阳虚，痰饮阻滞中焦。

在辨证时，呕吐需要与干呕、反胃相鉴别。干呕顾名思义，是指有声无物，呕吐则是有声有物，两者不难鉴别。反胃是指食入之后，胃不能腐熟食物，导致朝食暮吐，暮食朝吐，吐出则舒。反胃与呕吐的病机都是胃失和降，但反胃以吐食物为主，且时间性更强。

传统中医在长期临床实践中，对于呕吐的治疗归纳了一些有代表性的常用药物。比如生姜是呕家圣药。《金匮要略》治疗呕吐的方剂中，半夏为止呕之主药。对于食入即吐之症，大黄、甘草效果明显。对于呕吐一症的治疗，临床上经常遇到患者提出一个很重要的问题，患者本就呕吐，根本吃不下药，甚至吃了药更想吐；但是，不吃药则呕吐就不会好，如此因果循环，犹豫反复，患者就可能对中药方剂产生抵触，还会情绪焦虑，久而久之，肝气不疏，肝气犯胃，更加重病情。所以在治疗时，历代医家也意识到这个问题，对于呕吐的治疗，尽量不选择腥臭苦恶的药物，而是适当应用气味芳香、促进食欲的药物。

还有服药的方法也应注意。若患者不能一次服用大量汤剂，则可以浓煎，或应用颗粒剂，使患者在能耐受的情况下，少量多次频服。在服药时，也可根据患者的不同情况区别用法，比如基础疾病患者，同时少量服糖浆、酸梅、柠檬等，使患者更能接受药物，药物得以顺利服下，避免服药后吐出；对于久病体虚、情绪焦虑、肝气不疏的患者，可加用疏肝理气的药物，使肝气调达，避免肝气犯胃。对于年老体虚的患者，呕吐时要让患者尽量保持坐位，身体前倾，如因体虚或其他原因不能保持这种体位，则患者至少要侧卧，避免呕吐物引起患者呛咳窒息。

五、治疗体会

食物到胃里，经过胃的研磨和腐化，食物失去了原来的形状，变成食糜，然后排入十二指肠。胃的排空一般需要 0.5 ～ 3 小时，其中水分半小时排空，肉食需要 1.5 ～ 3 小时排空。所以胃源性呕吐有三种：一是食入即吐，完谷不化，说明胃阳虚不能化谷；二是呕吐物酸腐臭，胃气不降；三是朝食暮吐或暮食朝吐，说明幽门梗阻或十二指肠压力大。这些都是胃的排空障碍所致。脾源性呕吐多为餐后 1 ～ 2 小时出现，伴有中腹胀满、排气多，是小肠的蠕动或吸收减慢所致。也可能是大肠排泄不畅，导致小肠的食物残渣蓄积过多所致。

我们把临床上常见的四个证型介绍给大家。其中食积多见于小孩和年轻人，饮食无节制，对喜欢的食物常常食之过饱，使胃过度膨胀，影响到胃的排空而引起呕吐。只有消除了胃里的积滞，才能恢复胃的冲和之气。我们选用保和丸消食和胃，但在运用中要根据舌苔的薄厚和颜色判断湿和热的程度，选择药物的侧重。如白厚湿为著，薄黄渐转热，黄厚湿热并重，因为水谷积在胃中会产生湿，留饮成痰，多用半夏、陈皮、茯苓化湿祛痰。水谷积在胃中亦会化腐生热，用连翘散结，以清气分之热，合焦三仙达到清利湿热、消食导滞的效果。在治疗中还要注意食积的相关因素，如是否存在小肠或大肠的蠕动功能不良，使食物在小肠的吸收减慢，在大肠的运送减缓，对是否存在腹胀及腹胀的位置加以判断，然后配上枳术丸。如在小肠，多用白术配上人参，健脾、促进小肠的消化吸收功能；在大肠，则多用枳实配上少量大黄，促进大肠的蠕动功能，进而促进胃的排空，体现"阴阳易位，更虚更实"的原理。

胃阳虚多嗳气，脾阳虚多矢气，脾胃阳虚则中焦虚寒，不能腐熟运化水谷，会出现呕吐腹痛、不得饮食、自利不渴。因为"阳衰土湿，下脘不开"，中焦有寒，脾的运化功能受损，导致小肠的吸收不良，大量的食糜和消化液在小肠得不到吸收，会引起小肠的压力增加而向小肠两侧排解，气易上逆而引起呕吐，食浊易下行而引起腹泻。又因脾阳虚，影响到中焦的枢机作用，使心火不能下潜以制约下焦的水寒之气，亦可导致逆气上冲。所以我们用理中丸温中散寒。其中的干姜为太阴药，可以温脾阳，减少肠液的分泌，增加小肠液体的吸收而缓解腹泻。为增加降逆的作用，可以加入生姜或姜汁。脾阳不足多由脾胃气虚而来，清阳浊阴升降乏力，日久生化乏源，不仅气虚，血亦不足，易出现"阴火流窜"。所以，用了理中丸的有些患者会出现"虚不受补"的现象，我们可以选用补中益气汤，以其"甘温除大热"的作用，解决"阴火"的问题，借助其补气升阳的功能促进胃肠平滑肌的收缩，进而加强胃肠道的蠕动功能，降逆止呕。

第四章　呃哕

　　呃哕即我们平常所指的呃逆，是指胃气上逆动膈，以气逆上冲，喉间呃呃连声，声短而频，难以自制为主要表现的病证。

　　正常机体的胃中会有少量气体，主要来源于吞咽食物时进来的气体和食物残渣腐化时产生的气体。当人体消化功能正常时，气体和食物会随着胃的蠕动排空进入肠腔被吸收或排出。当胃中食量较大或气体较多时，会因胃的收缩，胃中压力增加，气体冲破贲门而呃出，甚至出现反酸和呕吐。

　　中医常说："痞而嗳气，满而矢气。"胃降浊则上窍清空以善纳，脾升清则下窍调达以善出。胃逆则金不降，浊气郁塞而上涌，脾陷则肝木不升，清气涩结而不运。标为胃气不降，本为脾虚湿滞，涉及肝肺。

　　因此，无论饮食不节、情志不遂，还是寒热失时造成的消化功能紊乱，都会导致气机和食物运化失常，使消化道局部阶段性运动失常，食物的消化吸收出现延迟，气和液滞留而出现痰饮水湿停滞，郁积酿热成酸腐，热腐化气，轻轻上腾。

　　中医对呃哕的认识也是一个逐渐明确完善的过程。元、明时期，逐渐称哕为呃逆。在此之前，《内经》无呃逆之名，其记载的"哕"即为本病。如《素问·宣明五气》说："胃为气逆，为哕。"提出呃哕的病机为胃气上逆，其发病因素与寒气及胃、肺有关。《素问·至真要大论》提出"诸逆冲上，皆属于火。"

　　《诸病源候论·哕候》提出："脾胃俱虚，受于风邪，故令新谷入胃，不能传化，故谷之气与新谷相干，胃气则逆，胃逆则脾胀气逆，因遇冷折之则哕也。"

　　宋代陈无择在《三因极一病证方论·哕逆论证》中说："大率胃实即噎，胃虚则哕，此由胃中虚，膈上热，故哕。"指出呃哕与膈相关。

　　朱丹溪将本病始称之为"呃"，并在《格致余论·哕逆论》中说："呃，病气逆也，气自脐下直冲，上出于口，而作声之名也。"

　　张景岳《景岳全书·呃逆》中说："哕者，呃逆也，非咳逆也。"确定了呃逆的病名。并提出："然致呃之由，总由气逆。气逆于下，则直冲于上，无气则无呃，无阳亦无呃,此病呃之源所以必由气也。"将呃逆分为寒呃、热呃、虚脱之呃。治疗上认为寒呃可温可散,热呃可降可清,虚脱之呃是危殆之证。然实呃不难治,而唯元气败竭者,乃最危之候也。

其实早在《素问·宝命全形论》中就提到:"病深者,其声哕。"历代医家都认识到,危重患者出现的呃哕,是病危的一种征兆,常需大补元气,急救胃气。

现代医家张炳厚认为胃气上逆可导致呕吐、嗳噫、呃哕等,治疗气逆需要降气,需使用降气药。

路志正在治疗脾胃疾病时强调,胃火亢盛,口燥咽干,呃哕不食,当以润剂治之。并指出脾喜燥,胃喜润,脾多湿证,胃多燥证,治疗当将胃燥、脾湿分别对待。

魏玮教授提出了脏腑辨证结合穴位疗法治疗呃逆,其外治法为按压中冲,降气止呃,以吴茱萸用黑醋调之贴敷涌泉,平冲止呃。

呃哕中的呃相当于西医学的单纯性膈肌痉挛,是指膈肌不随意的重复性痉挛,随后声门突然关闭,引起气体内流受阻,并发出特征性的声音,一过性发作比较常见,持续性(>2天)和顽固性(>1个月)较少见。哕相当于西医学的干呕,常与呕吐并提,并无单独叙述。本书所讨论的呃哕病患者,包括其他疾病所引起的膈肌痉挛表现为呃哕的病症,均可参考辨证论治。

一、病因病机

呃逆的病因还不清楚,但一过性呃逆多见于胃扩张、饮酒,量多而快速地吞咽热、干的食物或刺激性食物。持续性和顽固性呃逆多见于消化道疾病、膈肌胸膜炎、心包炎和后颅窝肿瘤、梗死等疾病。呃逆与脾胃气机升降功能失常、气血津液的盈虚通滞相关。凡肺气郁闭、阳明实热、肝气郁结、中焦虚寒等均可导致呃逆。

二、常见证型及治法、方药

1. 肺气郁闭

病因病机:平素饮食不节,过食生冷,损伤脾胃,脾失健运,内湿停聚。在湿盛之季,脾胃气机易呆滞内困,再遇湿热之邪乘虚而入,内外感召,邪入太阴从湿化,而为湿温病证。湿热困郁,阻滞中焦,脾运不健,气失通畅,胃气不降,肺火不散，湿热之邪郁滞于肺，使肺气壅滞不畅，宣降失职，气逆动膈而为呃逆。

主症：呃逆频作，咽中不爽，痰黏而少，喜欢清嗓子，胸骨后憋闷感，心中微烦，睡眠不实。舌质暗红，苔薄白或腻，寸脉沉。

治法：宣肺解郁，和胃降逆。

方药：宣痹汤合香苏散加减。

2. 饮食不节

病因病机：饮食不节，损伤脾胃，纳运失常，导致饮食停滞，浊阴不降，酿腐化热，使气机升降逆乱，形成气上冲为逆。

主症：呃逆伴胃脘部胀满，食后明显，嗳腐吞酸，大便干燥，或者黏腻不爽，舌质红，苔厚腻，脉滑。

治法：消食导滞，和胃降逆。

方药：半夏泻心汤和消食导滞药加减治疗。

3. 胃火上逆

病因病机：清·唐宗海谓："心下为阳明之部分，乃心火宣布其化之地。"胃为阳土，生于君火，脾为阴土，生于相火。火分君相，居于上焦，随胃降化气济肾阳。当食积过久，升降失宣，使上焦火旺，壮火乘于土位。《外经微言》谓："胃为多气多血之府，其火易动，动则燎原而不可制。"故胃火上逆，扰动其膈。

主症：呃逆伴嗳气、反酸，多喜冷饮，烦闷气郁，大便干燥，舌红苔黄厚，脉弦滑数。

治法：清胃泻热，降逆止呃。

方药：化肝煎合乌贝散加减治疗。

4. 肝旺脾虚

病因病机：脾虚肝旺，气机失调。

主症：呃逆伴嗳气、口苦为主，苔白腻，脉弦。

治法：平肝健脾。

方药：黄连温胆汤合枳术丸加减治疗

5. 脾虚湿阻

病因病机：脾阳不足，湿邪困脾。

主症：餐后 1～2 小时出现呃逆与嗳气为主，舌淡，苔白腻，脉细。

治法：温阳化湿，降逆化痰。

方药：旋覆代赭汤合二陈汤加减

三、典型病例

案例1：陈某，女70岁，就诊节气：谷雨

【主诉】呃逆阵作1个月。

【现病史】患者近1个月出现呃逆阵作，伴有反酸，呃逆多于饮水或饭后出现，咽部不适，无痰，大便2天一次，眠差，舌边尖红，苔薄黄，脉弦滑。

【既往史】糖尿病病史。

【辅助检查】胃镜：胃体多发息肉，慢性非萎缩性胃炎伴胆汁反流。

【中医诊断】呃逆。

【辨证】饮食不节证。

【病证分析】患者老年女性，既往饮食不节，脾胃受损，化生痰湿。胃排纳不利，食积胃中，久郁成热，热腐生酸，故见反酸。脾胃有热，湿热蕴结，同时痰饮郁久亦化热，故见舌质红。边尖明显提示肝胆及心中有热，因此脉象弦滑。湿与痰热交结，故苔薄黄。湿热阻滞中焦，胃气上逆动膈，故见呃逆。

【治法】消食导滞，和胃降逆。

【方药】瓜蒌30g，桂枝4g，黄连5g，姜厚朴30g，法半夏9g，生姜9g，麸炒枳壳9g，醋鸡内金30g，桔梗9g，防风6g，连翘9g，茯苓

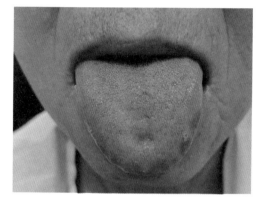

图4-1 舌苔

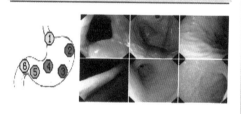

图4-2 胃镜

15g，炙甘草 6g。中药 7 剂，水煎服，日 1 剂，分温 2 服。

二诊：患者呃逆减轻，烧心、泛酸减轻，舌质红，苔白腻，脉沉实。

【方药】瓜蒌 30g，桂枝 4g，黄连 5g，姜厚朴 30g，法半夏 15g，生姜 9g，麸炒枳壳 9g，醋鸡内金 30g，桔梗 9g，独活 9g，连翘 9g，茯苓 15g，炙甘草 6g，人参 6g，生白术 30g，大枣 6g。中药 14 剂，水煎服，日 1 剂，分温 2 服。

【按语】患者饮食不节，以半夏泻心汤为主方，辛开苦降，调和肠胃。半夏辛苦温燥，辛以散积，燥湿散结，又能祛痰，和胃降逆，生姜增其和胃降逆之功。用少量黄连清热以泻心火，使阳土不过，以防邪陷心包。瓜蒌清胃热，祛痰热。枳壳导滞，除积滞。鸡内金加快水谷的消磨，使浊阴速降，痞塞顿开。二诊时患者呃逆明显减轻，疗效显著。患者舌苔在服用一诊药物后由薄黄变白腻，提示中焦热象渐除，但湿邪仍有，继续服一诊方，并予人参、生白术、大枣健脾祛湿，同时顾护胃气。

案例 2：张某，女 34 岁，就诊节气：立秋

【主诉】反复呃逆 1 周。

【现病史】患者近 1 周反复呃逆，饭后明显，无反酸，无腹痛，小腹紧，阴囊潮湿，舌质红，水滑少苔，脉弦滑。患者平素作息不规律，喜食肥甘厚味。

【既往史】胃脘不适病史半年余。

【辅助检查】胃镜：慢性非萎缩性胃炎伴糜烂。

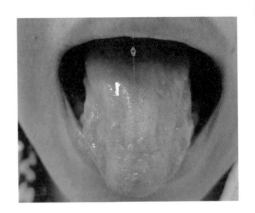

图 4-3　舌苔

【中医诊断】呃逆。

【辨证】脾虚湿阻证。

【病证分析】患者青年女性，作息不规律，嗜食肥甘厚味，脾虚胃纳运失司，饮食停滞，故见滑脉。肝主疏泄，调畅气机，肝疏泄失常，气机不利，肝气上乘，故见弦脉。肝气犯胃，胃气上逆，气机失调，故见呃逆，饭后明显。患者舌红，水滑少苔，亦为湿邪内聚的表现，提示脾虚湿阻，痰饮内停。

【治法】温阳化湿，降逆化痰。

【方药】煅赭石 15g，旋覆花 30g（包煎），人参片 2g，厚朴 30g，麸炒枳壳

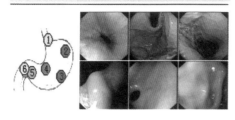

北京中医药大学东直门医院通州院区
胃镜检查报告单

图像所见： 食管粘膜光滑，呈淡红色，未见糜烂、溃疡及静脉曲张。贲门粘膜光滑，齿状线清晰，胃底粘膜光滑，粘液池清亮；胃体粘膜光滑，红白相间，以红为主；胃窦部粘膜可见点片状充血红斑，蠕动佳，可见散在充血糜烂，取活检1块，组织软，弹性好；胃角弧形，粘膜光滑，蠕动佳。幽门圆，开闭好。十二指肠球部及降部未见异常。

印象诊断：
慢性非萎缩性胃炎伴糜烂。

建议：
待病理结果回报，定期复查。

图 4-4 胃镜

9g，紫苏梗 9g，石菖蒲 10g，郁金 30g，生鸡内金 30g，焦山楂 15g，焦麦芽 15g，焦神曲 15g，当归 9g，生地 10g，山药 15g，羌活 9g。中药 7 剂，水煎服，日 1 剂，分温 2 服。

二诊： 饭后呃逆明显减少，其余诸症好转，舌暗红，苔薄，边厚有齿痕，脉弦滑。

【方药】煅赭石 15g，旋覆花 30g（包煎），人参片 2g，厚朴 30g，麸炒枳壳 9g，紫苏梗 9g，石菖蒲 10g，郁金 30g，生鸡内金 30g，焦山楂 15g，焦麦芽 15g，焦神曲 15g，当归 9g，生地 20g，山药 15g，羌活 9g，滑石粉 10g（包煎），关黄柏 9g。中药 7 剂，水煎服，日 1 剂，分温 2 服。

【按语】患者饭后呃逆明显，与脾气虚弱，湿邪不化，阻滞中焦有关。脾虚当补，痰湿当化，肝气当理，气逆当降，治拟温阳化湿，降逆化痰，益气补虚。患者同时小腹紧，需要加入厚朴、枳壳通腑。胃排空失常，予生鸡内金、焦山楂、焦麦芽、焦神曲健胃消食，促进胃的排空，使食物不滞留于胃。阴囊潮湿，一诊加羌活除肝经湿热。二诊加入滑石利尿，收湿敛疮，关黄柏清下焦湿热。经一诊药物治疗，水滑少苔改善，二诊可见薄苔，脾虚仍有，胃气渐复。旋覆花、煅赭石均为治疗胃气逆病证之要药。旋覆花既善降气化痰，又消痰行水；煅赭石平肝潜阳，重镇降逆。脾虚湿阻证是呃逆的常见证，饭后呃逆明显也是大多数患者的主诉，本例患者比较有代表性。

案例 3：蔡某，女 43 岁，就诊节气：小寒

【主诉】胃脘部胀满伴呃逆 1 周。

【现病史】近 1 周胃脘部胀满，呃逆，烧心，无恶心呕吐，纳好，口苦口干，

饮水不多，畏寒肢冷，精神不振，易于疲劳，大便不痛快，舌质暗红，苔薄黄，脉弦细、尺脉沉细。

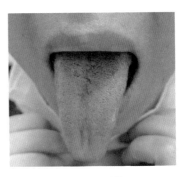

图4-5 舌苔

【既往史】痛经病史。

【辅助检查】无。

【中医诊断】呃逆。

【辨证】肝旺脾虚证。

【病证分析】患者中年女性，肝气不疏，气机不利，横逆犯胃，气逆动呃，故见呃逆。口干口苦，脉弦，均为肝失疏泄，气机不利的表现。脾虚湿滞，故见畏寒肢冷，大便不爽，精神不振，易于疲劳。舌质暗红，苔薄黄，提示患者胃中有热，兼有瘀，治疗当加入清胃热、活血的药物。脉细、主虚、主湿，提示湿邪阻滞，气血运行不利。其中尺脉沉细，提示肾气不足，酌加滋阴补肾之品。

【治法】平肝健脾。

【方药】厚朴20g，麸炒枳壳9g，黄连9g，清半夏9g，茯苓9g，炙甘草6g，陈皮12g，党参20g，干姜6g，柴胡15g，黄芩9g，制吴茱萸5g，紫苏梗10g，紫苏叶9g，醋香附10g，生白术30g，生地20g，当归15g。中药7剂，水煎服，日1剂，分温2服。

二诊：呃逆明显好转，烧心、胃脘部胀满好转，精神好转，有肛门后坠感，舌质红，苔薄黄，脉弦涩。

【方药】厚朴20g，麸炒枳壳9g，黄连9g，清半夏9g，茯苓9g，炙甘草6g，陈皮12g，党参20g，柴胡15g，黄芩9g，制吴茱萸5g，紫苏梗10g，紫苏叶9g，醋香附10g，生白术30g，生地20g，当归15g，白芍15g。中药7剂，水煎服，日1剂，分温2服。

【按语】本案是呃逆的常见类型，患者平素情绪急躁，肝火旺盛，情志不遂，肝失调达，表现为痛经、口干口苦。肝气克脾，脾失运化，滋生痰湿。湿邪重浊、黏滞，阻遏气机，留滞经脉之间，故见精神不振，易于疲劳。湿邪最易袭脾，脾阳不振，运化失职。湿困脾胃，纳运失常，气机不利，故见胃脘部胀满，大便不爽并有呃逆。胃纳呆滞，郁久化热，故舌质红，苔薄黄。治疗在调畅气机、健脾和胃的同时，加入黄连、黄芩清中焦湿热。尺脉沉细，肾气不足，予生地补肾。舌质暗，加当归以活血。患者服药后呃逆明显好转，烧心、胃脘部胀满好转，精神好转，畏寒肢冷缓解，脾阳虚寒的症状改善；二诊去干姜，加白芍15g，养血调经。

四、小结

　　呃逆大体可以分为两类。其一即是因饮食不当，情志不遂，气机不利导致胃气上逆动膈，从而发生呃逆。这类患者基础条件尚可，属于单纯性呃逆，一般预后较好。另一种预后较差，是病危的一种征兆，常出现在其他疾病过程中，例如《证治汇补·呃逆》中说："老人、虚人、妇人产后，多有呃证者，皆病深之候也。若额上出汗，连声不绝者危。"门诊中遇到的患者一般均为单纯性呃逆，可能合并反酸、嗳气、胃胀、痞满等不适。总体来说，病位在膈，病变脏腑关键是胃，与肝脾肺肾有关。无论是燥热内盛、气郁痰阻、脾胃虚寒还是气血亏虚，最终都是因气机不畅、胃失和降、胃气上逆动膈形成呃逆。治疗上，需分清虚实、寒热，在治疗基础病机的同时，都需要注重理气药的应用，标本同治，才能达到较好效果。另外，对于患者的健康宣教也很重要。患者要注重调畅情志，避免暴怒、忧虑，特别是不要在吃饭的时候吵架。注意不要贪凉饮冷，饮食亦应细嚼慢咽，避免生冷、辛辣刺激的食物。呃逆症状严重时要吃易消化食物，平时做到饥饱适度。

五、治疗体会

　　1. 疾病发生发展转归的体会　　呃为胃气冲逆而上，哕为吐气干呕，胃气不降之过。但总因脾胃升降失司，纳运失常，痰饮水湿停聚，气血水火逆乱所致。只是因人体质不同，内外感召不同，所犯何脏迥异，视伴随证候加以区别。如：肺气不足之人，易感湿温之邪，痹郁气分，使上焦湿聚热蒸，清阳不展，出现呃逆，伴随咽堵膈闷、心烦失眠之候。肝气郁结之人，易伴两胁胀满，烦躁易怒，咽喉不爽。饮食不节之人，容易出现胃中壅塞，反酸烧心。脾胃虚弱之人，常见遇寒而发，逢风动呃。但不管湿热、寒凉、气结、胃寒，治疗的中后期都不能忽略对脾胃的调理。胸膈之痞为肺胃上逆，浊气不降；肝气郁结为湿土湮塞、肝阳遏陷。脾阳左升，下窍能开，旧谷善出，胃阳右降，上窍不闭，新谷善纳，出纳无阻，气化循环，才不会气机逆乱，不会出现水饮痰湿的滞塞。

2. 临证治疗用药的体会 《四圣心源》中提到："中气虚败，湿土淫塞，则肝脾遏陷，下窍闭涩而不出，肺胃冲逆，上窍梗阻而不纳。"故中气不足，升降失常，胃逆不仅肺壅，还会兼有甲木之邪。胃气不正常，吃进去的食物就会积在胃中，既不能输往肺脾，也不能下行入肠，积久化腐生热，化饮聚痰，阻塞气机，气血逆乱而水火失常，诸窍闭塞使逆气冲膈。所以我们在治疗中，和胃降逆的同时要注意调畅上焦。宣肺气以通上窍，用清灵之药解郁开窍。温脾阳以畅中气，以温通之药健脾和胃。疏肝气以解其伐，使下窍畅利，浊阴能降。但无论是用宣降、清泻，还是疏解之法，都不能忽略脾胃的升降枢机，即中气的强弱。健脾和胃，恢复中焦的纳运功能，是消除逆气的根本。治疗中要注意对中气的顾护，不可因有热而过用寒凉药。清胃热可以用栀子澄源，泻肝火用牡丹皮凉血熄热，涤肠府要运用人参或太子参，使气不乏源，避免苦寒之药伤胃截阴、破气之药败脾损阳。

第五章　腹痛

这里讨论的主要是慢性腹痛，是指连续或间断的腹部疼痛，病程超过 3 个月，可以发生在 5 岁以上的任何年龄，约 10% 的患者需要做进一步检查。约 2% 的成人（主要为女性）有慢性腹痛的表现，大多数成年患者有慢性消化道症状，如：非溃疡性消化不良和各种肠道功能紊乱。慢性腹痛超过 6 个月，经过反复检查没有发现病理性疾病，也没有发现与生理活动的相关性（如进食、排便、月经），称为功能性腹痛综合征。这种腹痛困扰着患者的每日活动，其病因尚不清楚，又找不到病灶，治疗起来无从下手。

如果从脾胃的气化功能来讨论和治疗腹痛，就涉及三焦的定位和升降浮沉的气化作用。

我们认为："凡病心腹痛者，有上中下三焦之别。上焦者，痛在膈下，此即胃脘痛也，《内经》曰"胃脘当心而痛者"即此。中焦痛者，在中脘，脾胃间病也；下焦痛者，在脐下，肝、肾、大小肠、膀胱病也。结合《难经·三十一难》所说："上焦者，在心下，下膈，在胃上口……中焦者，在胃脘，不上不下……下焦者，当膀胱上口。"此处所说三焦与教科书中所讲的部位三焦有所区别，此处所说上焦是胃上口，中焦是指脾胃、胆等脏，下焦是肝、肾、膀胱、大肠、小肠等脏腑。

上焦腹痛的常见病因有四种：胃气不降，饮食停滞，肝胃不和，太阴脾虚。上焦腹痛，病位在上，宜因势利导，采用吐法祛邪外出，正如《黄帝内经》提出"其高者，因而越之""其下者，引而竭之""中满者，泻之于内""其在皮者，汗而发之""邪气应就其近而逐之"，都旨在说明病在上者用吐法，无论久病、新病都可以应用。"凡病在上焦者，如因停滞，既痛兼胀，不易行散，而痛极难忍者，欲其滞去速效，无如吐之之妙。"若寒滞之痛，复感寒气，心腹绞痛，痛势急者，用吐法最妙。寒滞之痛是因食寒饮冷所致，病位在上，治疗宜因势利导，祛邪外出，故选用吐法，吐出积滞之寒食。

痰饮停滞上焦胃口，满闷，痛连胁背，消之不去者，非用吐法不能除也。痰饮为有形实邪，停滞胃口，导致脏腑气机运行不畅，症见满闷，甚者痛连胁背，治疗以涌吐痰涎，速散痰饮为主，痰饮消，痛则减。另外，因火邪热郁者，痛而兼胀，宜在理气导滞的基础上重用山栀子、黄芩。栀子性苦寒，泻三焦火邪，《本经》中指出栀子还能清胃中热气。黄芩苦寒，清热燥湿，配合理气药，既理气消胀，又清热燥湿。

中焦腹痛的常见病因有四种：脾胃虚寒，寒凝气滞，肝旺脾虚，胆热脾寒。关于中焦腹痛的治疗，主要以理气止痛为主，当然也需要审证求因，辨证施治。她指出："胃脘痛证……亦无不皆关于气，所以治痛之要，皆当以理气为主。"感受寒邪，寒凝气滞所致者，宜用陈皮、木香、香附、枳壳等理气药，辅以温里散寒，共奏散寒行气止痛之效。饮食停滞，复感寒邪，心腹痛，也可使用理气药，如厚朴、半夏、苍术、陈皮等。阳虚中寒，喜按喜暖者，以理中丸（党参、白术、炙甘草、干姜）温中散寒止痛。气血虚寒则见痛势缓、嘈杂、劳累加重、脉微气弱者，以黄芪建中汤（黄芪、桂枝、白芍、炙甘草、生姜、大枣、胶饴）甘温补血、和中，气虚甚者加人参，阳虚甚者，加肉桂、附子、干姜。

下焦腹痛的常见病因有肝郁脾虚、气滞血瘀、气血两虚、肝脾下陷。在下焦腹痛的诊治中，重点关注因瘀血积滞所致的腹痛。瘀血积滞腹痛，多见于伤寒蓄血证，外伤所致瘀血腹痛证，食积日久兼有瘀血痛者。伤寒蓄血证在治疗上常用经方桃核承气汤、桂枝茯苓丸等，外伤所致气血不和者，以失笑散（蒲黄、五灵脂）活血化瘀止痛，若气血不足，以当归建中汤（当归、桂枝、白芍、生姜、炙甘草、大枣）温补气血止痛。

腹痛是指胃以下、耻骨毛际以上部位发生疼痛为主症的病证。腹部分为大腹、小腹和少腹。脐以上为大腹，属脾胃，为足太阴、足阳明经脉所主；脐以下为小腹，属肾、大小肠、膀胱、胞宫，为足少阴、手阳明、手足太阳经脉及冲、任、带脉所主；小腹两侧为少腹，属肝、胆，为足厥阴、足少阳经脉所过。

《内经》最早提出腹痛的病名，《素问·气交变大论》曰："岁土太过，雨湿流行，肾水受邪，民病腹痛。"并提出腹痛由寒热之邪所致。《素问·举痛论》曰："寒气客于肠胃之间，膜原之下，血不得散，小络急引故痛……热气留于小肠，肠中痛，瘅热焦渴，则坚干不得出，故痛而闭不通矣。"《金匮要略·腹满寒疝宿食病脉证治》对腹痛的辨证论治进行了较为全面的论述，"病者腹满，按之不痛为虚，痛者为实，可下之。舌黄未下者，下之黄自去"。对"腹中寒气，雷鸣切痛，胸胁逆满、呕吐"的脾胃虚寒、水湿内停证及寒邪攻冲证分别提出用附子粳米汤及大建中汤治疗等，开创了腹痛证治先河。《仁斋直指方》对不同腹痛提出分类鉴别，"气血、痰水、食积、风冷诸症之痛，每每停聚而不散，唯虫痛则乍作乍止，来去无定，又有呕吐清沫之为可验"。金元时期李东垣在《医学发明》有关"泄可去闭，葶苈大黄之属"的论述中强调"痛则不通"的病理学说，并在治疗原则上提出"痛随利减，当通其经络，则疼痛去矣"，对后世产生很大影响。《古今医鉴》针对各种病因提出不同的治疗法则，"是寒则温之，是热则清之，是痰则化之，是血则散之，是虫则杀之，临证不可惑也"。王清任、唐容川对腹痛有进一步的认识，唐氏在《血证论》中曰："血家腹痛，多是瘀血。"并指出瘀血在中焦，可用血府逐瘀汤；瘀血在下焦，应以膈下逐瘀汤治疗。对腹痛辨治提出新的创见。

腹痛是临床上极为常见的一个症状，内科腹痛常见于西医学的肠易激综合征、消化不良、胃肠痉挛、不完全性肠梗阻、肠粘连、肠系膜和腹膜病变、腹型过敏性紫癜、泌尿系结石、急慢性胰腺炎、肠道寄生虫等，以腹痛为主要表现者，均可参照本节内容辨证施治。凡外科、妇科疾病及内科疾病中的痢疾、积聚等出现的腹痛，应参考相关科目及本书有关章节。

一、病因病机

腹中有肝、胆、脾、肾、大小肠、膀胱、胞宫等脏腑，并为足三阴、足少阳、手足阳明、冲、任、带等经脉循行之处，上述诸病因，皆可导致相关脏腑功能失调，使气血郁滞，脉络痹阻，不通则痛。

腹痛发病涉及脏腑与经脉较多，病理因素主要有寒凝、火郁、食积、气滞、血瘀。病理性质不外寒、热、虚、实四端。概而言之，寒证是阴邪入里，里气停寒，阳气不运而成；热证是由饮食不节或恼怒郁结，使湿热交阻，气机不和，传导失职而发；实证为阳邪入里，里气作实，不通则痛；虚证为脾胃虚弱，水寒土湿，气血不能温运而痛。四者往往相互错杂，或寒热交错，或虚实夹杂，或为虚寒，或为实热，亦可互为因果，互相转化。如寒痛缠绵发作，可以寒郁化热；热痛日久，治疗不当，可以转化为寒，成为寒热交错之证；素体脾虚不运，再因饮食不节，食滞中阻，可成虚中夹实之证；气滞影响血脉流通可导致血瘀，血瘀可影响气机通畅导致气滞。

总之，本病的基本病机为脏腑气机郁结不行，阻气不运，经脉痹阻，"不通则痛"，或脏腑经脉失养，不荣而痛。若急性暴痛，治不及时，或治不得当，气血逆乱，可致厥脱之证；若湿热蕴结肠胃，蛔虫内扰，或术后气滞血瘀，可造成腑气不通，气滞血瘀日久，可变生积聚。

二、常见证型及治法、方药

1. 上腹痛

（1）实证

病因病机：常因饮食不节，或感寒入里，随体质化热，气机壅滞，寒热互结。胃失和降，则腹痛以痞满胀痛为主，呕吐呃逆，甚至大便不畅。脾失健运，水饮停留，聚湿生痰，化热上扰，心神不宁，故伴虚烦不眠，惊悸不宁。

主症：腹痛，心下痞满或胀满，或呕吐呃逆，或便秘，伴心烦不眠，夜多异梦。舌红，苔厚腻或黄腻，脉弦滑或沉实。

治法：清热燥湿，理气化痰，缓急止痛。

方药：半夏泻心汤合温胆汤、芍药甘草汤加减。

（2）虚证

病因病机：中焦虚寒，温煦不能，脘腹失于温运，寒凝气滞，故见脘腹拘挛疼痛。寒则喜温，虚则喜按，故其疼痛喜温喜按。脾胃为后天之本，气血生化之源，主四肢。中焦虚寒，气血不足，无以上养心神，则心中悸动，虚烦不宁，面色无华；营卫失调，可见手足烦热，四肢酸楚，甚至咽干口燥。

主症：腹中挛痛，饭前或夜间明显，时痛时止，喜温喜按，或心中悸动，虚烦不宁，面色无华；或手足烦热，四肢酸楚，咽干口燥。舌淡苔白，脉细弦而缓。

治法：温中补虚，和里缓急。

方药：小建中汤加减。

2. 中腹痛

（1）脾胃虚寒，寒凝气滞

病因病机：太阴脾虚之人，感受寒邪或饮食生冷使中焦寒凝，温煦不能，脾失健运，木贼克土，郁结不行。故见脐周隐痛，时痛时止，喜拥被而卧，不敢饮冷，常伴下利。

主症：脐周隐痛，喜温喜按，恶心下利，食欲不振，口淡不渴，舌淡苔白，脉虚或沉迟。

治法：温中散寒，补气健脾，和里缓急。

方药：黄芪建中汤合理中丸、芍药甘草汤加减。

（2）肝旺脾虚，胆热脾寒

病因病机：多见于太阴脾虚，胆经郁热之人。邪犯少阳，枢机不利，经气不畅，故见两侧腹痛，以胀痛为主。胆火内郁，上扰于心，故见口苦咽干，心烦不宁。肝旺克脾，脾虚则小肠吸收功能障碍，而见便急便溏，泻后痛减。胆火郁结，内迫阳明，腑气不通，则见便秘腹痛。

主症：腹痛多见于两侧，以胀痛为主，伴口苦咽干，心烦易怒，肠鸣下利，泻后痛减。或腹部胀满，大便干燥，或排便不畅，舌质红，苔薄腻，脉弦细。

治法：疏肝理气，补脾建运。

方药：柴胡桂枝干姜汤或厚朴七物汤加减。

3. 下腹痛

（1）肝郁脾虚，气滞血瘀

病因病机：肝属木，疏则通畅，郁则不扬，横逆克脾，木土相争出现饮停气逆。木土不和，升降失常，肾水下寒，再遇患者感寒饮冷，内外感召，使下焦寒湿壅滞冲任二脉，气寒水冷血不运，故凝滞作痛，腹痛拒按，遇寒加重，月经不调。肝经郁热不得宣畅，则下泄膀胱而小便淋涩。

主症：小腹胀痛或刺痛，遇寒加重，月经不调或痛经，小便淋涩，舌质淡暗或暗红，或有瘀斑，苔薄白，脉弦涩或濡涩。

治法：活血化瘀，散结止痛。

方药：桂枝茯苓丸合失笑散、泽泻汤加减治疗。

（2）气血两虚，肝脾下陷

病因病机：虚劳之人，气血两虚，阴阳不足。但气血之衰常源自脾胃之虚，中焦不运，血弱经虚，易感袭风寒，寒邪乘虚入中，寒性凝滞收引，故见小腹拘急挛缩，遇冷加重。气血亏乏，脾虚肝燥，木邪乘土，木郁腹痛，克脾食减。脾失健运，胃失和降，气机郁滞，气血不能生化，故见吸吸少气，气短心悸。

主症：小腹拘急挛痛，遇寒加重，或痛引睾丸，小腹坠胀，伴食欲不振，气短心悸，睡眠不宁，舌质淡红，脉沉细或濡细。

治法：温补气血，缓急止痛。

方药：当归建中汤加减。

三、典型病例

案例1：张某，男，45岁，就诊节气：寒露

【主诉】上腹不适数年。

【现病史】数年前间断上腹不适，空腹明显，餐后好转，无呃逆，有咽炎，偶有心神不宁，曾多次行胃镜检查示慢性非萎缩性胃炎。间断前胸及后背抽痛，早醒，入睡快。进食生冷后腹泻，爱出汗，怕冷。曾HP阳性，根除后复查转阴，自觉瘦弱。舌质红，苔薄黄腻，脉濡缓。

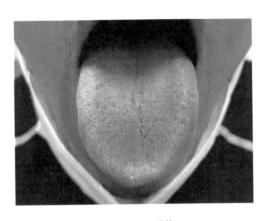

图5-1 舌苔

【既往史】否认其他慢性病史。

【辅助检查】胃镜：胃体息肉，慢性非萎缩性胃炎。

【中医诊断】腹痛。

【辨证】上腹痛（实证）。

【病证分析】患者中年男性，曾饮食不节，损伤脾胃，脾胃升降失司，三焦不畅，故出现上腹部不适，前胸后背抽痛。气机壅滞，满而不通，寒热互结，脾胃失和，脾气不升，胃气不降，气机壅滞，故腹痛痞满、进食生冷后腹泻。脾失健运，聚湿生痰，痰热上扰，心神不宁，故虚烦不眠，惊悸不宁。结合舌质红、苔薄黄腻、脉濡缓的特点，考虑上腹实证引起的腹痛。

【治法】健脾化痰，清热祛湿。

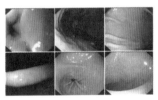

北京中医药大学东直门医院通州院区
胃镜检查报告单

图像所见：
麻醉师协助予丙泊酚全麻下行胃镜检查。食管粘膜光滑，呈淡红色，未见糜烂、溃疡及静脉曲张。贲门粘膜光滑，齿状线清晰，胃底粘膜光滑，粘液池清亮；胃体粘膜光滑，红白相间，以红为主，中部大弯侧可见一枚扁平息肉，直径约0.2cm，色粉红，表面光滑，取活检1块，钳除，组织软，弹性好；胃窦部粘膜可见点片状充血红斑，蠕动佳；胃角弧形，粘膜光滑，蠕动佳。幽门圆，开闭好。十二指肠球部及降部未见异常。

印象诊断：
胃体息肉，慢性非萎缩性胃炎

建议：
待病理回报，定期复查。

图5-2 胃镜

【方药】半夏 9g，竹茹 9g，陈皮 9g，茯苓 15g，石菖蒲 10g，郁金 10g，北柴胡 6g，桂枝 9g，白芍 15g，生姜 6g，车前草 30g，茵陈 30g，炒枳壳 9g，木香 6g，山药 15g，焦山楂 15g。颗粒剂型，水冲服，日 1 剂，分温 2 服。

二诊：患者上腹不适减轻，后背抽痛减轻，时感上腹发凉，脚凉。舌质红，舌面有裂纹，苔薄黄，脉濡滑，尺脉沉。

【方药】竹茹 9g，陈皮 9g，土茯苓 30g，石菖蒲 10g，郁金 10g，北柴胡 6g，桂枝 9g，白芍 30g，生姜 6g，车前草 30g，茵陈 30g，炒枳壳 9g，木香 6g，山药 15g，焦山楂 15g，香附 20g，黑顺片 3g（先煎），藿香 9g，炒薏苡仁 30g。颗粒剂型，水冲服，日 1 剂，分温 2 服。

【按语】《素问·逆调论》曰："胃不和则卧不安。"本案例中患者为中年男性，饮食不节致中焦痞塞，故见腹痛。治疗予半夏泻心汤合温胆汤、芍药甘草汤加减。半夏泻心汤出自《伤寒杂病论》，原文讲"呕而肠鸣，心下痞者，半夏泻心汤主之"。温胆汤出自陈无择《三因极一病证方论》，半夏为君，燥湿化痰，和胃降逆；竹茹为臣，清热化痰，除烦止呕；枳实降气化痰，陈皮燥湿化痰，茯苓健脾利湿、宁心安神。芍药甘草汤亦出自《伤寒论》，主调和肝脾、缓急止痛。半夏泻心汤治疗心下痞，脾胃不和，升降失调，具体说就是脾胃的升降之气在这里痞塞了，堵住了，交通不利了，治疗需要调和脾胃，消痞散结。此病案中用半夏泻心汤以消除食积之痞满，使痞塞通，通则痛解。半夏为君，散结除痞。干姜温中。黄芩、黄连苦寒以泄热除痞。人参、大枣益气补脾虚。温胆汤治疗痰热内扰，芍药甘草汤酸甘化阴、缓急止痛。

二诊时患者上腹不适减轻，后背抽痛减轻，时感上腹发凉，脚凉。舌质红，舌面有裂纹，苔薄黄，脉濡滑，在前方基础上去半夏，加香附疏肝解郁，黑顺片温中散寒，藿香、炒薏苡仁祛湿。

案例 2：姜某，女，34 岁，就诊节气：小寒

【主诉】脐周隐痛 1 个月。

【现病史】脐周隐痛，晨起上腹部隐痛，腹中拘急疼痛，腹痛喜温，呕吐下利，心神不宁，口淡不渴，大便次数多饭后明显，便质稀溏。舌暗红，苔薄白，脉濡滑。

【既往史】既往体健。

【辅助检查】无。

【中医诊断】腹痛。

【辨证】中腹痛－脾胃虚寒，寒凝气滞

【病证分析】患者青年女性，中焦虚寒，温煦不能，脘腹失于温养，故见脘腹拘挛疼痛，寒则喜温，虚则喜按，故其疼痛喜温喜按。脾胃为后天之本，气血生化之源，脾胃失调，则见大便稀溏。中焦虚寒，气血不足，无以上养心神，则心神不宁。观其舌暗红，苔薄白，脉濡滑，考虑患者为脾胃虚寒，寒凝气滞引起的腹痛。

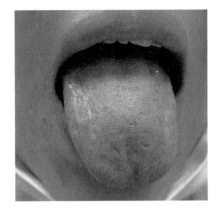

图 5-3 舌苔

【治法】温中散寒，补气健脾，和里缓急。

【方药】当归 30g，黄芪 20g，党参 20g，茯苓 9g，炒白术 15g，生姜 6g，桂枝 9g，白芍 30g，炙甘草 6g，延胡索 15g，黄芩 9g，牡丹皮 15g，川芎 6g，地黄 30g，地骨皮 10g，羌活 6g，升麻 2g，连翘 9g，炒枳实 9g。7 剂，颗粒剂型，日 1 剂，分温 2 服。

二诊：患者服中药后症状好转，时有腰酸，舌暗红，边齿痕，苔薄白，脉沉细。

【方药】当归 30g，黄芪 20g，太子参 30g，茯苓 9g，炒白术 15g，生姜 6g，桂枝 9g，白芍 30g，炙甘草 6g，延胡索 15g，黄芩 9g，牡丹皮 15g，川芎 6g，地黄 30g，地骨皮 10g，羌活 6g，升麻 2g，连翘 9g，炒枳实 9g，白扁豆 30g，仙鹤草 9g，知母 6g。7 剂，颗粒剂型，日 1 剂，分温 2 服。

【按语】《金匮要略心典》曰："欲求阴阳之和者，必于中气；求中气之立着，必以建中也。"由此可见，在阴阳两虚条件下，唯有用甘温之剂恢复脾胃建运功能，使气血自生、升降自调。黄芪建中汤出自《金匮要略》，"虚劳里急，诸不足，黄芪建中汤主之"，在小建中汤基础上，加黄芪一两半，益气温阳。理中丸出自《伤寒论》，"霍乱，头痛，发热，身疼痛，热多欲饮水者，五苓散主之；寒多不用水者，理中丸主之"。干姜大热，温中祛寒；人参入脾，补中益气；白术健脾；甘草调和诸药。芍药甘草汤亦出自《伤寒论》，主调和肝脾、缓急止痛。

本病例中患者脾胃虚寒，故初诊以黄芪建中汤合理中丸、芍药甘草汤温中散寒，补气健脾，和里缓急。二诊时患者腹痛明显好转，大便好转，自觉腰酸，故在一诊方药的基础上去掉羌活、升麻、连翘，党参20g改为30g，加白扁豆健脾祛湿、仙鹤草补虚、知母燥湿，并嘱其继续避免脾胃受凉，则药半功倍。此处也体现出调护的重要性。

四、小结

腹痛临床常见6型。

1. 上腹痛

（1）实证：治疗以清热燥湿、理气化痰、柔筋缓急为主，常用半夏泻心汤合温胆汤、芍药甘草汤加减治疗。

（2）虚证：治疗以温中补虚、和里缓急为主，常用小建中汤加减治疗。

2. 中腹痛

（1）脾胃虚寒，寒凝气滞：治疗以温中散寒、补气健脾、和里缓急为主，常用黄芪建中汤合理中丸、芍药甘草汤加减治疗。

（2）肝旺脾虚，胆热脾寒：治疗以和解少阳、温化水饮，或解肌发表、行气通便为主。常用柴胡桂枝干姜汤或厚朴七物汤加减治疗。

3. 下腹痛

（1）肝郁脾虚，气滞血瘀：治疗以活血化瘀、散结止痛、健脾利水为主。常用桂枝茯苓丸合失笑散、泽泻汤加减治疗。

（2）气血两虚，肝脾下陷：治疗以温补气血、缓急止痛为主。常用当归建中汤加减治疗。

五、治疗体会

腹痛是临床常见病证之一，分为上腹痛、中腹痛、下腹痛，可由多种病因引起，以脏腑气机不利，脏腑失养，经脉气血阻滞，不通则痛为基本病机，以寒热虚实为辨证纲领。但病程中病机变化复杂，往往互为因果，互相转化，互相兼夹。如寒痛缠绵发作，可以郁而化热；热痛日久不愈，可以转化为寒，成为寒热交错之证；实痛治不及时，或治疗不当，日久饮食少进，化源不足，则实证可转化为虚证。腹痛病位在腹，有脐腹、胁腹、小腹、少腹之分，病变脏腑涉及肝、胆、脾、肾、膀胱、大小肠等。临床应根据不同证候，分辨寒热的轻重，虚实的多少，气血的深浅，以"通"为治则，实则攻之，虚则补之，热者寒之，寒者热之，滞者通之，随病机兼夹变化，或寒热并用，或攻补兼施，灵活遣方用药。

灵活运用温通之法治疗腹痛。温通法是以辛温或辛热药为主体，配合其他药物，借能动能通之力，以收通则不痛之效的治疗方法。一是与理气药为伍，如黄芪与枳壳同用，温中与理气相辅相成，用于寒凝而致气滞引起的腹痛十分相宜。二是与养阴补血药相合，刚柔相济，也可发挥温通止痛作用，如小建中汤中桂枝、白芍同用。三是与活血祛瘀药配用，如失笑散，在蒲黄、五灵脂等活血化瘀的同时使用桂枝、干姜、黄芪等辛香温热之品，来化解滞留于腹中的瘀血。四是与补气药相配，温阳与补气相得益彰，对中虚脏寒的腹痛切中病机。五是与甘缓药同用，常用甘草、大枣、饴糖等味甘之品，使其温通而不燥烈，缓急止痛而不碍邪。

在临床诊疗中，无论腹部上、中、下哪个部位疼痛，我们除了辨别识证，还要重视腹诊。"阳明腑实证"常常贯穿于各证型的腹痛中，也就是说结肠的推送、运动功能正常与否，直接关系到腑气的通畅，"不通则痛"。很多患者主诉大便正常，但是否通畅则需要我们临床求证，去伪存真。所以遇到腹痛的患者要重视结肠的触诊，弄清楚升结肠、横结肠和降结肠对食物残渣的运送情况，了解腑气在何处郁积，运用脾主肌肉、体阴用阳的理论，灵活运用厚朴三物汤穿插其中，方能快速缓解腹痛。

腹痛虽证型复杂，但不外乎虚实寒热四者，治疗以"虚则补之、实则泻之、热者清之、寒则温之、滞则通之、积者散之"为基本原则，若虚实寒热交杂，则攻补寒热并用，对久治不愈者可采用中西医结合治疗，严格执行审证论治，做到标本同治，以免实热化寒、虚寒转热等。总之，面对腹痛患者应首先确定病因，再选用对症方药，大多数患者可成功治愈。

第六章 泄泻

粪便的 60% ～ 90% 是水，健康成年人每日的粪便量为 100 ～ 200g，这取决于不被吸收食物的量（主要为糖类）。腹泻的定义是每日的大便质量大于 200g。腹泻的原因很多，但大多数腹泻源于一些基本机制。我们都知道，正常情况下，经口摄入和胃肠道分泌的水分 99% 被小肠和结肠吸收，每日总量 9 ～ 10L。所以，当肠道渗透压负荷增加、肠道分泌增加、食物与肠道接触时间或食物吸收表面积减少，均可导致水分的吸收减少，而排泄增多。如摄入过量食物或不易消化的食物、炎症性肠病，导致肠道黏膜受损和渗出物刺激肠腔、多种分泌物和细菌毒素影响肠道细胞功能等，都可以导致腹泻。根据小肠和结肠的功能，我们可以进一步加以区分。小肠的分泌障碍或吸收不良，多为水样腹泻，大量的水分在小肠来不及吸收就被排出，表现为水泻。结肠分泌或吸收障碍多为溏泻，即大便稀溏呈糊状，有时含有大量的黏液，镜检未见异常，禁食不能缓解。

消化道的主要表现为运动与分泌，运动障碍多与便秘相关，分泌障碍多与泄泻相关。运动与分泌也就是受纳与排泄、消化与吸收的关系，这牵涉到中医的太阴脾与小肠、阳明胃与大肠。脾阳升磨，化生气血，精华归于五脏，糟粕归于大肠而为粪便，水化为雾气，肺敛降洒，注于膀胱而为小便。谷储于大肠，水渗于膀胱，其疏泄之权则在于肝，故脾与胃、肝与肺在大小肠的消化与吸收的功能上有着相辅相成的协调作用，临床上需要辨证分析，细心品味，选方用药，加以区分。但最重要的是顾护脾阳。黄元御在《四圣心源》关于糟粕的传导中强调了脾阳与气水转化的规律，契合大小肠分泌与吸收障碍的机理，也是我们在临床上往往用干姜助脾阳、减少腺体分泌以治疗腹泻的效验机理。

经典典籍中对泄泻有如下描述，《黄帝内经》中记载"久风为飧泄""多寒则肠鸣，飧泄，食不化""湿胜则濡泻""暴注下迫，皆属于热""脾病者……虚则腹满肠鸣，飧泄，食不化"，认为感受风、寒、湿、热邪气皆可导致泄泻，还提到"饮食不节，起居不时者……下为飧泄""怒则气逆，甚则呕血即飧泄"，说明饮食不节和情志失调亦可引起泄泻。《景岳全书》中有云："泄泻之本，无不由于脾胃……若饮食不节，起居不时，以致脾胃受伤，则水反为湿，谷反为滞，精华之气不能输化，乃至合污下降而泄痢作矣。"认为脾胃受损与泄泻关系密切。

一、病因病机

主要病变在于脾胃与大小肠，其致病原因，有感受外邪、饮食所伤、七情不和、脏腑虚弱等，但其关键在于脾胃功能障碍。泄泻与脾胃的纳运和磨消功能的关系至为重要，涉及肺脾肾的生克关系。纳谷入胃，经过脾阳消磨，借助肝气的疏泄，将水谷之精华升五脏、化气血、濡全身；水谷之津液化雾气输于肺，肺凉润降洒，使气化水，入膀胱为小便；水谷之糟粕走大肠成粪便。故脾阳磨消，肝能疏泄则谷入大肠，水走膀胱。当脾胃虚弱，脾阳不足，小肠的消化吸收功能受到影响，大量的食糜经过小肠不能被吸收，就会被统统当成水谷之糟粕排出体外，而成泄泻。当肝郁，疏泄功能失常，则会盘郁结塞生胀满，水不走膀胱，入大肠而为泻。当肾阳不足时，阳衰土湿，脾阳陷败，不能蒸化水气，使水混于谷，下趋大小肠，出现脾肾阳虚，肠鸣下利之候。肝在水中生、土中长，若水寒则生长不旺，若土湿则长意不遂，肝不能上达，则必会下行或横逆，所以肝旺之人亦会有泄泻。肝郁日久会化热生风，使津液消耗现消渴，肝郁贼土，使土气困败不能化水，出现消渴、心中疼热、下利不止之厥阴下利。脾胃功能障碍是由多种原因引起的，有外邪影响、肝脾不和、脾胃虚弱、脾肾阳虚等，均可导致脾胃功能失常，而发生泄泻。

二、常见证型及治法、方药

1. 脾胃虚弱

病因病机：先天禀赋、过度劳累、思虑过度造成脾阳不足、脾气虚弱，导致运化水谷无力，不能升清降浊，导致泄泻。

主症：大便溏泄，水谷不化，不渴，呕吐不欲饮食，喜唾，脱肛，面色萎黄，体倦乏力，动则气短，食少腹胀，或子宫脱垂，舌淡苔白，脉细弱。

治法：温中散寒，补中益气。

方药：理中丸合补中益气汤加减治疗。

2. 脾虚湿阻

病因病机：外感六淫邪气，或饮食不节，脾胃功能受损，水饮停滞中焦导致泄泻。

主症：大便溏泄，小便不利，烦渴欲饮，甚则水入即吐，脐下悸动，眩晕，吐涎沫，舌淡暗，舌苔白水滑，脉滑或弦，右侧尺脉长。

治则：健脾利水。

方药：五苓散加减。

3. 肝郁脾虚

病因病机：肝气郁滞，脾土失健，水湿运化不利，肠道功能失司而作泄泻。

主症：大便溏泄，心烦胸闷，小便不利，渴而不呕，舌质红，舌苔白腻，脉弦滑。

治法：疏肝健脾。

方药：柴胡桂枝干姜汤加减治疗。

4. 太阳少阳合病

病因病机：外感邪气或进食不洁，邪入太阳、少阳，热毒下迫肠中，迫其阴液下注，而生泄泻。

主症：泻下急迫，腹痛，身热恶寒，干呕，舌质红，舌苔黄厚，脉弦滑稍数。

治法：清热止利。

方药：黄芩加半夏生姜汤加减。

5. 脾肾寒湿

病因病机：年老体衰，或先天禀赋不足，或感受六淫邪气，脾肾阳虚导致寒湿内生，水湿运化不利，发生泄泻。

主症：大便溏泄，或五更泄，手足厥冷，烦躁呕吐，口渴，早醒，夜尿频，周身乏力等，舌淡红，苔白厚，脉沉细。

治则：温肾健脾。

方药：乌梅丸加减治疗。

三、典型病例

案例 1：张某，男，72 岁，就诊节气：小雪

【主诉】大便溏 2 年。

【现病史】患者 2 年前无明显诱因出现
大便溏泄，每日 1～3 次，进食生冷后容易
加重，食欲不佳，面色萎黄，体倦乏力，手
足欠温，气短，伴肚脐上方腹胀，排气多，
肛门坠胀，眠可，小便调。脉沉濡，舌暗，
舌体胖大，舌苔白中部稍厚腻。

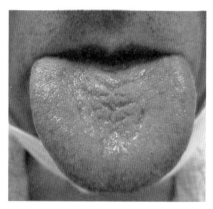

图 6-1 舌苔

【既往史】高血压。

【辅助检查】无。

【中医诊断】泄泻。

【辨证】脾胃虚寒。

【病证分析】患者老年男性，阴阳俱衰，脾胃阳气不足，虚寒内生，进食生冷
而耗伤脾阳，运化水湿功能下降，升清降浊功能减退，浊阴不能化为清阳，下注
肠中，故见大便溏。精微物质吸收减少，生化乏源，气血不足，四肢肌肉失养而
见乏力、欠温，宗气生成不足而见气短，中焦脾胃运化乏力，食物停留消化道时
间延长，产生气体，而见腹胀、排气增多。结合脉沉濡、舌暗胖、苔白稍腻，考
虑患者为脾胃虚寒、中气不足的泄泻。

【治法】温中健脾，益气升阳。

【方药】法半夏 9g，肉桂 3g，炙甘草 6g，党参 20g，干姜 6g，厚朴 20g，柴
胡 6g，升麻 3g，茯苓 15g，麸炒白术 15g，生黄芪 20g，羌活 9g，陈皮 6g。7 剂，
水煎服，日 1 剂，分温 2 服。

二诊：患者大便已正常，进食后稍有腹胀，已无排气，脉濡滑，舌红暗，苔
白干少津。

【方药】法半夏 9g，肉桂 3g，炙甘草 6g，党参 20g，干姜 6g，厚朴 30g，柴
胡 6g，升麻 3g，茯苓 15g，麸炒白术 15g，生黄芪 20g，羌活 9g，陈皮 6g，白芍
15g。7 剂，水煎服，日 1 剂，分温 2 服。

【按语】脾胃为仓廪之官，主受纳和运化水谷，根据《素问》"饮入于胃，游溢精气，上输于脾，脾气散精，上归于肺，通调水道，下输膀胱"的论述，可知脾在水谷精微的运化中起到转输的作用。若饥饱失常、劳倦过度、久病脾胃受伤、过食寒凉之品，均可导致脾阳不足、中焦虚寒，纳运失常，水湿内停于脾，而导致脘痞食少、泄泻等。综合本案患者症状、舌象、脉象，考虑为中气不足、脾胃虚寒，治疗选用理中丸合补中益气汤加味。理中丸出自《伤寒论》第386条"霍乱，头痛发热，身疼痛，热多欲饮水者，五苓散主之；寒多不用水者，理中丸主之"，是治疗脾胃虚寒、水湿内盛的主方，具有温中散寒、健补脾胃、温运中焦的功效。脾虚日久，而见乏力、气短、肛门坠胀等气虚气陷之象，根据病症表现，宗东垣之法："当以辛甘温之剂补其中而升其阳。"故方中合补中益气汤加减，本方首载于《内外伤辨惑论·饮食劳倦论》，对于内伤脾胃或者饮食劳倦患者，需以补中益气汤扶助正气，以助体内生发之气。

本案一诊方中，干姜辛热，功专温中散寒，《神农本草经》曰其能"温中"治"肠澼下痢"，为鼓荡脾阳以散寒除湿之要药；黄芪微温，补益肺脾之气，兼具升提之功；党参、白术、茯苓、炙甘草健脾化湿；佐以陈皮理气和胃，少量柴胡、升麻以升举中焦阳气，少量肉桂温肾阳以助脾阳；针对舌苔厚腻，加用半夏以加强化湿之力，方中用羌活取其祛风胜湿止泻之功。二诊时患者症状好转，厚朴加量至30g，增加理气消胀之功。因舌苔干而少津，出现阴虚之象，加用白芍养阴，以防温补之药太过温燥。

案例2：朱某，男，29岁，就诊节气：春分

【主诉】反复腹泻10余年。

【现病史】患者10余年来常于进食不节后出现腹泻，目前大便每日2～3次，进食后即如厕解大便，为溏便，无黏液脓血，无腹痛腹胀，晨起白痰多，稍干呕，口干饮水多，有时口苦，舌质暗，苔薄白水滑，脉弦滑，右侧尺脉长。

【既往史】体健。

【辅助检查】无。

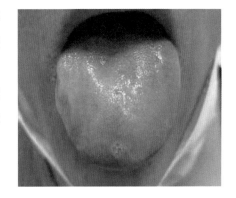

图6-2 舌苔

【中医诊断】泄泻。

【辨证】脾虚湿阻，水饮内停。

【病证分析】患者青年男性，进食不节后诱发腹泻，"饮食自倍，肠胃乃伤"，水湿运化不利，水饮内停，湿困脾土，肠道功能失司。《素问·阴阳应象大论》有"湿胜则濡泻"，故见进食后即如厕，大便溏。湿阻中焦，津不上承，故而口干多饮；湿阻气机，日久生痰，故见痰多干呕。脾不升清，胃不降浊，心火不能下降以济肾水，膀胱气化功能减弱，而水饮内停、津不上承，故见口干、饮水多，舌苔水滑、右侧尺脉长，为水饮内停之特殊征象。

【治法】温中健脾，化湿利水。

【方药】防风6g，桂枝4g，炒白术9g，泽泻9g，黄芩9g，柴胡12g，猪苓9g，法半夏6g，茯苓15g，陈皮6g，麸炒枳壳9g。7剂，水煎服，日1剂，分温2服。

二诊：大便溏明显减轻，日1～2次，晨起痰多减轻，干呕减轻，口干、饮水多稍减轻，口苦减轻，舌质淡红，苔薄白水滑减轻，脉弦滑，右侧尺脉稍长。

【方药】防风6g，桂枝4g，炒白术9g，泽泻9g，黄芩9g，柴胡12g，猪苓9g，法半夏6g，茯苓15g，陈皮6g，麸炒枳壳9g，麦冬15g，生地黄10g。7剂，水煎服，日1剂，分温2服。

【按语】本案患者以大便稀溏、次数多为主症，源于脾虚湿阻，水饮内停。《伤寒论》第159条载："伤寒服汤药，下利不止，心下痞硬。服泻心汤已，复以他药下之，利不止，医以理中与之，利益甚。理中者，理中焦，此利在下焦，赤石脂禹余粮汤主之。复不止者，利其小便。"《景岳全书》指出："凡泄泻之病，多由水谷不分，故以利水为上策。"西医学认为，经胃初步消化之食物进入小肠后，能再进行更精微的消化，即将水谷分为精微及食物残渣，并吸收水谷精微物质，多余的水分则在小肠被吸收入血液，再经血液循环流经肾脏，转化生成尿液排出体外。若小肠生理功能异常，不但引起消化吸收功能失常，还可导致二便排泄的异常，水液不能及时渗泌膀胱，水谷并走大肠，可引起大便稀薄、小便短少等症。在治疗时，采用"分水"方法，使水液渗泌膀胱，浊水残渣各走其道，则泄泻自止，此即是"利小便以实大便"的理论依据。故处方采用五苓散加减。

方中茯苓、猪苓、泽泻直达膀胱，淡渗利水去湿，通调水道；茯苓、白术健脾，运化水湿；桂枝通阳化气，助膀胱气化，使脾阳得运，水湿得化，为五苓散中关键之药。一诊药物在此基础之上，加半夏、陈皮、枳壳以理气化痰湿，因其口苦和舌脉兼有少阳郁热之象，加用柴胡、黄芩，和解少阳清热。针对水湿之邪为盛的泄泻，我们常于方剂中加入防风、白芷、羌活等祛风胜湿药物，故一诊方药中使用防风6g以胜湿止泻，辛味之风药与甘味之补脾药配合，具有协同作用，可升发阳气，助长脾阳。二诊时患者症状明显减轻，仍有口干表现，于前方加用生地黄、麦冬以养阴生津。

案例3：赵某，女，42 岁，就诊节气：秋分

【主诉】反复发作腹泻 5 年。

【现病史】近 5 年反复发作腹泻，季节交替时加重，现大便每日 2 ～ 3 次，溏便，平素爱生气，心情郁闷，心烦胸闷，无口苦，近半年耳鸣，沙沙作响。舌质红，苔黄腻，脉濡滑，左关稍弦，尺脉沉。

【既往史】体健。

【辅助检查】无。

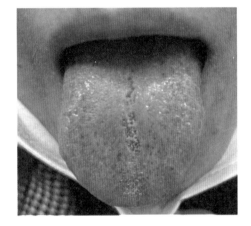

图 6-3 舌苔

【中医诊断】泄泻。

【辨证】肝郁脾虚。

【病证分析】患者中年女性，平素心情郁闷，肝气郁滞，肝胆互为表里，久则少阳枢机不利，日久木郁土虚，脾土失健，脾阳不足，水湿运化不利，肠道功能失司而作泄泻。胸中气血受阻，而见胸闷；五志过极，化火伤阴，肝肾之精亏少，不能濡养耳窍，虚火内扰则耳鸣。舌质红，苔黄腻，脉濡滑、左关稍弦、尺脉沉，提示脾虚湿盛兼有化热伤阴。

【治法】疏肝健脾。

【方药】丹参30g，炒白术30g，人参9g，木香6g，车前草30g，生地黄30g，酒黄精10g，干姜9g，桂枝4g，醋柴胡6g。7 剂，水煎服，日 1 剂，分温 2 服。

二诊：每日大便 1 ～ 2 次，较前成形但质软，耳鸣如前，舌红，舌苔少许花剥，中部略黄厚，脉濡滑，右侧关尺重按稍实。

【方药】生地 20g，枸杞 9g，菊花 10g，砂仁 10g，黄柏 9g，炙甘草 6g，白芍 30g，醋香附 20g，当归 15g，枳实 9g，炒白术 9g。7 剂，水煎服，日 1 剂，分温 2 服。

三诊：大便每日 1 次，质软，天冷及空腹时偶有腹泻，耳鸣减轻，舌红，苔薄黄，脉右侧濡滑，左侧弦。

【方药】生地 20g，枸杞 9g，菊花 10g，砂仁 10g，黄柏 9g，炙甘草 6g，白芍 30g，醋香附 20g，当归 15g，枳实 9g，炒白术 9g，山药 30g。7 剂，水煎服，日 1 剂，分温 2 服。

【按语】《素问·宝命全形论》有"土得木而达"的论述，说明脾胃升降有常，水谷被及时运送需要肝疏泄功能正常，如果肝升发疏泄功能异常，气机不畅，影响脾胃升清降浊的功能，则易导致水湿停聚，进而出现泄泻。结合本案患者相关临床症状，我们审因辨证，认为肝郁气滞、少阳枢机不利为其基本病机，季节交替，人体气血的升降浮沉影响了肝脏的疏泄功能，故导致腹泻加重。故治疗上应以疏肝理气健脾为主，处方于柴胡桂枝干姜汤基础上进行加减。

本方源自《伤寒论·辨少阳病脉证并治》第 147 条："伤寒五六日，已发汗而复下之，胸胁满微结，小便不利，渴而不呕，但头汗出，往来寒热，心烦者，此为未解也，柴胡桂枝干姜汤主之。"原文用于发汗及下法之后，津液耗伤，邪入少阳，气机阻遏，郁结化热，水停于内，应用此方加减，契合肝郁脾虚的病机。

一诊方中柴胡解热、祛邪、疏肝理气，可以祛除肠胃结气，疏通全身气机。干姜性热，气香辛辣，为大热之品，守而不走，可治中焦、补下焦，可以治疗食后腹胀，便溏易泻。桂枝辛甘以温补脾阳，助水液运化。见肝之病，知肝传脾，当先实脾，因此加用白术、人参健脾。患者肝肾之阴精受损，予生地黄、黄精补肾填精，并能缓肝气之郁结。气滞日久易致血瘀，加用丹参以活血。车前草用于清肝泻热、渗湿止泻，董老师重用其至 30g，有"利小便以实大便"之意。一诊服药后症状明显减轻，仍有耳鸣，舌苔出现花剥，考虑肝肾之阴受伤明显，遂去柴胡、桂枝、干姜等容易伤及阴分之药，予菊花清肝，香附疏肝，白芍、当归养血柔肝，生地、枸杞养肝肾之阴以滋水涵木，助肝木条达，黄柏去肾中虚火，因舌苔中部稍黄厚，及右侧的关尺脉重按稍实，考虑有积滞内停，肠道蠕动运化不及，加白术、枳实以加强脾胃运化。三诊时患者症状明显减轻，天冷及空腹时偶有腹泻，考虑存在脾肾虚弱，予山药以益肾气、健脾胃、止泻痢，而无温燥伤阴之弊。

案例 4：朗某，女，43 岁，就诊节气：小满

【主诉】腹泻 2 天。

【现病史】患者 2 天前进食不洁水果后出现腹泻，每日 3～4 次，稀水样大便，伴身热恶寒，温温欲吐，舌质红，舌苔厚、中间黄稍厚，脉弦滑稍数。

【既往史】无。

【辅助检查】胃镜：慢性非萎缩性胃炎伴胆汁反流。

【中医诊断】泄泻。

【辨证】太阳少阳合病。

【病证分析】患者进食不洁水果，感染外邪，感于少阳，内生邪热，邪热下迫于肠，疏泄太过，迫其阴液下注，而生泄泻。少阳邪热上逆于胃，胃失和降，则见恶心欲呕。身热恶寒为有太阳表证之象，故辨证此患者为太阳少阳合病的泄泻。

【治法】清热止利，和胃降逆。

【方药】法半夏 9g，生姜 9g，大枣 15g，茯苓 15g，白芍 15g，炙甘草 6g，黄芩 10g。5 剂，水煎服，日 1 剂，分温 2 服。

二诊：已无腹泻，但觉晚上刷牙时出现恶心、呕吐少量食物，伴有黏液，舌质红、水滑，舌苔白，

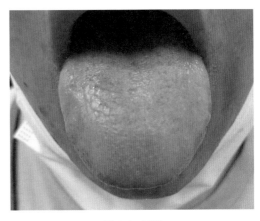

图 6-4　舌苔

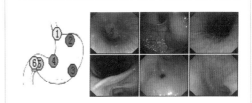

图 6-5　胃镜

脉滑。

【方药】法半夏 9g，生姜 9g，炒白术 15g，茯苓 15g，泽泻 15g，白芍 15g，炙甘草 6g，焦山楂 15g，炒鸡内金 15g，石菖蒲 10g，郁金 10g。7 剂，水煎服，日 1 剂，分温 2 服。

【按语】患者因进食不洁后出现急性腹泻，考虑为肠道黏膜受损和渗出物刺激肠腔、多种分泌物和细菌毒素影响肠道细胞功能导致。中医辨证属太阳少阳合病，本病首见于《伤寒论·辨太阳病脉证并治》，原文为"太阳与少阳合病，自下利者，与黄芩汤；若呕者，黄芩加半夏生姜汤主之"，是太阳病中的一种变证，为太阳、少阳两经同时受邪，出现少阳邪热，热乘于肠胃，迫其阴液下注，出现下利，邪热上逆于胃而致呕吐。虽云合病，但病机以少阳为重点，治疗予黄芩加半夏生姜汤加减，本方具有清热止利、和胃降逆的功效。黄芩性味苦寒，用于清解热毒，以泻少阳郁火，《神农本草经》谓其治疗"诸热黄胆，肠泄痢"，为君药；芍药用以敛其阴，甘草、大枣和中而缓其津液之下奔。呕者，由邪气上逆所致，邪在胃口、胸中，气逆而为呕也，故加半夏、生姜以蠲饮治呕。二诊时患者已无腹泻，热毒已清，存在刷牙恶心、少许呕吐，考虑胃气上逆，水湿偏盛，遂以前方去黄芩，加白术、茯苓、泽泻以利水湿，焦山楂及炒鸡内金以消食助运，石菖蒲、郁金以条畅气机。

案例 5：郑某，男，69 岁，就诊节气：小雪

【主诉】大便溏 2 年。

【现病史】患者 2 年前开始出现溏便，每日 2～3 次，多于 5～6 点晨起时发作，便意急迫，胃脘部时不适，伴周身乏力，失眠早醒，头痛脑鸣，手脚凉，下肢畏寒，口干渴，夜间喜饮水，夜尿频，易发口腔溃疡，舌质红，舌苔薄白，寸关脉弦滑，左侧尺脉长，右侧尺脉沉。

【既往史】慢性胃炎。

【辅助检查】无。

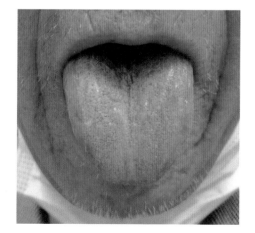

图 6-6　舌苔

【中医诊断】泄泻。

【辨证】脾肾寒湿。

【病证分析】患者为老年男性，年近古稀，脏腑功能减退，人体阳气的根本——肾阳虚衰，故而出现下肢畏寒、夜尿频，脉右尺沉弱为佐证；肾开窍于二阴，司二便，凌晨之时阴气盛、阳气萌发，阳气因虚而当至不至，阴气极而下行，关门失守，则为泄泻。肾阳不能温养脾阳，中焦运化不及，寒湿内生，"湿胜则濡泻"，则见大便溏。泄泻日久，饮食之精华不能化生气血，肢体经脉有失濡养温煦而见周身乏力、四肢不温。阴阳互根，阳损及阴，肾阴不足而见口干渴、夜间多饮、左侧尺脉沉。肾阴阳俱虚，日久水不生木，木郁而生风热，风热上扰，故见头痛脑鸣，郁热上炎而发作口疮，舌质红、寸关脉弦滑提示肝郁有热之象。

【治法】温肾健脾。

【方药】干姜9g，制附子9g（先煎），茯苓15g，甘草6g，炒白术30g，白芍15g，玄参15g，细辛3g，丹参30g，桂枝10g，黄连6g，生黄芪20g，乌梅20g，丹皮15g，地骨皮30g，地龙10g，全蝎4g，制吴茱萸4g。7剂，水煎服，日1剂，分温2服。

二诊：大便溏明显减轻，每日1～2次，晨起大便次数减少，夜间饮水减少，未起夜，头痛减轻，下肢畏寒，舌质红，苔白，脉弦细，重按无力。

【方药】干姜9g，制附子9g（先煎），茯苓15g，甘草6g，炒白术30g，白芍15g，玄参15g，细辛3g，丹参30g，桂枝10g，黄连6g，生黄芪20g，乌梅20g，丹皮15g，地骨皮30g，地龙10g，全蝎4g，制吴茱萸4g。7剂，水煎服，日1剂，分温2服。

【按语】乌梅丸见于《伤寒杂病论》第338条，"伤寒脉微而厥，至七八日肤冷，其人躁，无暂安时者，此为脏厥，非蛔厥也。蛔厥者，其人当吐蛔。今病者静，而复时烦者，此为脏寒。蛔上入其膈，故烦，须臾复止；得食而呕，又烦者，蛔闻食臭出，其人常自吐蛔。蛔厥者，乌梅丸主之。又主久利"，为治疗里虚寒自下迫、虚热上浮，固脱止利之剂，因泄泻日久，肝木受累而生风热，不能只用温燥之药或清上热之药，故用其加减治疗脾肾寒湿兼有寒热错杂型久泻久利，有显著效果。

本案一诊方中使用乌梅、白芍清肝养肝，兼以收敛止泻；黄连苦寒，清上热且厚肠胃，坚阴止利；干姜、附子、花椒温脾肾之阳而去寒湿；茯苓、白术健脾祛湿；桂枝、细辛散寒通阳；当归、黄芪补益气血。针对晨起即泄，加用吴茱萸暖脾肾、散阴寒；针对肾阴虚、虚火上炎，予玄参、地骨皮、牡丹皮补肾阴、清肝肾虚火；针对头痛脑鸣，予地龙、全蝎通络，因久病入络，予丹参活血通络。诸药相合，酸苦辛并进，寒热并用，邪正兼顾。二诊时患者症状均有所减轻，效不更方，给予前方7剂巩固治疗。

四、小结

泄泻以脾虚湿盛为关键病机，脾虚为本，湿盛为标，脾虚有气虚、脾阳虚、肝郁脾虚、脾肾阳虚；湿盛有寒湿、湿热之别。治疗上主张健脾祛湿为主，兼顾肝脾、脾肾的相互作用。辨证论治分型如下。

1. *脾胃虚弱型* 脾阳不足、脾气虚弱，导致运化水谷无力，不能升清降浊而泄泻，治疗以温中健脾、益气升阳为主，与理中丸合补中益气汤加减。

2. *脾虚湿阻型* 水饮停滞中焦，湿困脾土导致泄泻。治疗以健脾利水为主，与五苓散加减。

3. *肝郁脾虚型* 肝失疏泄，影响脾的运化功能则出现泄泻，治疗以疏肝健脾为主，与柴胡桂枝干姜汤加减。

4. *太阳少阳合病型* 外感邪气入太阳少阳，热毒下迫肠中，出现泄泻，治疗以清热止利为主，予黄芩汤合半夏生姜汤加减。

5. *脾肾寒湿型* 脾肾阳虚导致寒湿内生的久泄，治疗以温肾健脾为主，与乌梅丸加减。

五、治疗体会

1. *对疾病发生发展转归的体会* 泄泻的基本病机是脾胃受损，湿困脾胃。因一部分泄泻病势急，进展快，为避免出现"虚虚实实"的情况，治疗上应首先辨别寒热虚实，以免延误病情。其中大便清稀，完谷不化，多属于寒证；大便黄褐色而臭，泻下急迫，肛门灼热，属于热证；泻前腹痛，痛势急迫，拒绝按压，泻后痛减，多属于实证。病程较长，腹痛不严重，喜温喜按，神疲乏力肢体冷，多属于虚证。

根据大便的形状和多少区分小肠和大肠的泄泻，小肠泄泻要从太阴脾去调治，大肠要从阳明去辨证分析。一般来讲：泄泻量多，水样大便为主，多无腹痛，则要考虑小肠吸收不良所致；泄泻量少，多为粥样或黏腻不爽，伴腹痛腹胀，排气较多，泻后痛减胀消，则考虑大肠的蠕动功能障碍所致。

2. 临证治疗用药的体会　治疗过程中，使用干姜、桂枝等温脾阳药物需注意避免太过温燥，可酌加当归、甘草、白芍等佐之，山药可健脾止泻却不伤阴，可于后期调补时选用。使用附子、吴茱萸等温补肾阳时要注意肾阴有无受损，必要时可酌加地黄、玄参滋补肾水。大量补脾气之药（如党参、黄芪）在使用时应注意防止引起脾气的呆滞，可与陈皮、木香等理气。对于舌苔提示阴分不足之人，谨慎使用茯苓、猪苓等利水药物，必要时可改为泽泻利水。如患者存在左侧的脉很细的情况，则尽量不用柴胡来疏肝，可考虑使用白芍养肝、香附疏肝。如果患者为大肠运动功能障碍出现的泄泻，每日大便量少、次数多，为粥样，多伴有左侧腹痛、泻后痛减等，则可在健脾疏肝的基础上加入理气导滞的药，如枳实、白术等，使大肠的蠕动功能恢复正常。

3. 调养　饮食自倍，肠胃乃伤，因此泄泻患者需要注意进食不能过饱、不能繁杂，发病期间忌生冷油腻、黏滑之品。平时注意饮食的卫生。对肝郁的患者要引导其调畅情志，对慢性腹泻患者宜教导患者树立恢复健康的信心。急性腹泻患者要注意防止脱水，适当予以口服补液盐，或者静脉补充水和电解质。腹泻时肠胃虚弱，要减少食用粗纤维和粗杂粮的食物，以减轻肠胃负荷。

第七章　便秘

便秘是指排便困难或排便次数少，粪便坚硬或有排便不尽感。急性便秘常提示有器质性原因，慢性便秘可能是器质性或功能性的。这里说的便秘为无明显肠道器质性疾病者，即临床所常说的习惯性便秘、特发性便秘、功能性便秘和单纯性便秘。

正常人排便频率为每周 3 ～ 21 次，一般认为排便频率低于每周 3 次的情况称为便秘。每个人的排便量主要受摄食量（特别是摄入纤维素量）的影响而不同。正常男性每次排便量 35 ～ 450g，女性 25 ～ 335g。正常人的粪便可能是糊状和条状，90% 以上为条状。粪便的软硬度与粪中含水量相关，正常成形粪便含水量约70%，便秘者的干结粪便含水量 40% ～ 60%，甚至更低。正常粪便的颜色主要受所摄食物的影响，一般为黄色或棕色。便秘大多是结肠内粪便运送过缓所致，很少数是由于肛门周围阻塞性病变所致。

《内经》称便秘为"后不利""大便难"，认为本病与脾胃受寒、肠中有热等有关。汉代张仲景则称便秘为"脾约""闭""阴结""阳结"，认为该病与寒、热、气滞有关。金元时代，《丹溪心法·燥结》认为便秘是由于血少，或肠胃受风，涸燥秘涩所致。《景岳全书·杂证谟·秘结》云："秘结一证，在古方书有虚秘、风秘、气秘、热秘、寒秘、湿秘等说，而东垣又有热燥、风燥、阳结、阴结之说，此其立名太烦，又无确据，不得其要，而徒滋疑惑，不无为临证之害也。不知此证之当辨者唯二，则曰阴结、阳结而尽之矣。"清代《石室秘录·大便秘结》曰："大便秘结者，人以为大肠燥甚，谁知是肺气燥乎？肺燥则清肃之气不能下行于大肠。"《杂病源流犀烛·大便秘结源流》则强调"大便秘结，肾病也"。以上指出大便秘结与肺、肾均有密切关系。

一、病因病机

《灵枢·决气》曰："水谷者，常并居于胃中，成糟粕而俱下于大肠。""大肠者，传导之官，变化出焉。"如果胃肠功能正常，则大便畅通，不致发生便秘。很多患者的便秘是大便通过结肠的时间延长，原因可能是服用某些药物、器质性疾病、排便功能障碍（盆底肌功能异常）；也可能是因直肠推力不足或耻骨直肠肌和肛门括约肌失弛缓所致。老年人的便秘常因饮食结构中纤维素少（牙齿不好），消化道缺少生理刺激物、肠正常菌群数目缺少、肠内容物通过时间延长，水分被过度吸收，大便干结；长期缺乏运动或体力活动，或健康情况较差，因排便力量不足导致的便秘；一些老年人也因存在对排便习惯概念的误解，经常使用缓泻剂，出现慢传输型便秘。综上所述，慢性便秘多为结肠或直肠肌性感觉和蠕动功能紊乱，使食物残渣在大肠内滞留时间过长，水分被吸收所致。大肠归属中医的阳明范畴，肌性运动则归属"脾主肌肉"。

便秘临床多见，病机复杂，在此仅介绍常见的五种病机。

1. 气秘　大肠和胃同属阳明经，阳明以燥金主令，胃和大肠易从金化燥，"燥为寒热之中气"，会随火化热，随水变寒，不管是热扰还是寒阻，影响到肺气时，肺气失宣，津液无法正常输布，肺又与大肠相表里，津液不布则肠燥而便若羊屎，便秘而胸痛满闷。金克木，肺失清肃，燥热克肝，则肝气郁滞，相火逆行，传入阳明使腑气不通，肠道气机郁滞，而致气滞便秘。

2. 血秘　①血虚便燥：久病或年老体弱之人，气血亏虚，气虚则大肠传导无力，血虚则肠道干涩，导致大便不畅。②血瘀便秘：各种原因导致情志不畅，思虑过度，气郁则血瘀；又或年老体弱，气虚血瘀；均可出现腹中胀痛，大便干结。

3. 痰秘　饮食不洁，多食肥甘厚味，水湿内停，痰湿互结，阻滞气机，致使大便黏腻不爽，排出不畅。

4. 湿秘　脾虚，水液运行输布失常，水停为饮，水饮聚积于胃肠，胃肠蠕动乏力，大便排出困难，先干而后溏。

5. 虚秘　①肺脾气虚，运化失职，中气下陷，大肠传导无力，有便意，但排便乏力。②肾虚，津液不足：多见于老年人，肾阳不足，寒自内生，肠道传导无力，津液不足，大便干结难出。

二、常见证型及治法、方药

根据病因病机及临床表现，便秘常可分为五个证型，分别选择不同的治法和方药。

1. 气秘

病因病机：肺气不畅，肝气郁滞，导致腑气不通，肠道气机不利，而出现气滞便秘。

主症：以肺气不畅为主的便秘，大便干燥如羊屎，常伴有胸痛满闷，嗳气不舒；以肝郁气滞为主的便秘，多为排便不畅，每次量少难解，常伴有右侧胁下胀满疼痛，可有口苦，舌红，苔白或白厚，或黄，脉弦滑。

治法：疏肝肃肺，理气通便。

方药：四逆散合四磨汤加减。

2. 血秘

（1）血虚便秘

病因病机：久病或年老体弱之人，气血亏虚，气虚则大肠传导无力，血虚则肠道干涩，导致大便不畅。

主症：大便不干但排解不畅，总有便意，每次只挤出一点点。常伴有心慌、心悸、不耐饥饿。舌质暗红，苔薄白或白厚，脉濡细或细数。

治法：柔肝健脾，养血润燥。

方药：当归芍药散加减。

（2）血瘀便秘

病因病机：各种原因导致情志不畅，思虑过度，气郁则血瘀。又或年老体弱，气虚血瘀。均可出现腹中胀痛，大便干结。

主症：大便干结，腹中胀痛。舌暗，边有瘀斑，苔白，脉细或涩。

治法：养血调肝，健脾逐瘀通便。

方药：四物汤合桃核承气汤加减。

3. 痰秘

病因病机：饮食不洁，多食肥甘厚味，水湿内停，痰湿互结，阻滞气机，致使大便黏腻不爽，排出不畅。

主症：大便黏腻不爽，胃脘胀满，肢体倦怠，或痰多。舌淡红，舌体胖大，边有齿痕，苔薄白或腻，脉沉或滑。

治法：清热化痰，泄热通便。

方药：小陷胸汤合枳实汤加减。

4. 湿秘

病因病机：脾虚，水液运行输布失常，水停为饮，水饮聚积于胃肠，胃肠蠕动乏力，大便排出困难，先干而后溏。

主症：大便头干、后溏。舌淡红，苔白或水滑，脉浮或滑。

治法：温阳化气，利水渗湿。

方药：五苓散加减。

5. 虚秘

（1）脾胃气虚，中气下陷

病因病机：肺脾气虚，运化失职，中气下陷，大肠传导无力。

主症：里急后重，虽有便意，但排便乏力，可伴有气短、乏力、汗出等。舌淡胖，苔白，脉细弱。

治法：补中益气，健脾行气。

方药：补中益气汤合枳术丸加减。

（2）肾虚，津液不足

病因病机：多见于老年人，肾阳不足，寒自内生，肠道传导无力，大便干结难出。

主症：大便艰涩，排出困难，喜热怕冷或腰膝酸软。舌淡红，苔白，脉沉。

治法：温肾益精，润肠通便。

方药：济川煎合厚朴三物汤加减。

三、典型病例

案例 1：刘某，女，59 岁，就诊节气：夏至

【主诉】大便不畅 1 周。

【现病史】患者 1 周前与家人争吵后逐渐出现大便干结，排出不畅，且有时大便带血。纳食不香，有时伴有胃脘部胀满，有时伴有腹胀。小便可。眠可。舌红，苔黄，脉弦滑。

【既往史】体健。

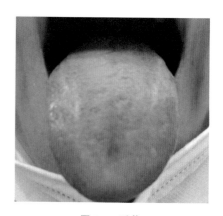

图 7-1 舌苔

【辅助检查】电子肠镜：大致正常。

【中医诊断】便秘。

【辨证】气秘。

【病证分析】患者中年女性，情绪波动后出现肝郁气滞，导致肠道气机郁滞，传导失司，糟粕内停而形成气秘。肝郁脾虚则不思饮食，纳食不馨。肝气犯胃则胃胀，腑气不通则腹胀。观其舌红，苔黄，脉弦滑，考虑患者为气滞所致的气秘。

【治法】疏肝肃肺，理气通便。

【方药】柴胡 15g，芍药 10g，枳实 30g，甘草 6g，人参 3g，槟榔 10g，沉香 3g，乌药 9g，黄芩 9g，大黄 3g，厚朴 30g，生地黄 20g，地榆 20g，木香 10g，生白术 60g。7 剂，颗粒剂型，水冲服，日 1 剂，分温 2 服。

嘱调畅情志，多食蔬菜，少时肉食。

二诊：患者大便干燥好转，未带血，胃胀、腹胀均有减轻，纳食增加。舌红，苔薄黄，脉弦滑。

【方药】柴胡 15g，芍药 10g，枳实 10g，甘草 6g，人参 3g，槟榔 10g，沉香 3g，乌药 9g，黄芩 9g，大黄 3g，厚朴 20g，生地黄 20g，生白术 30g。7 剂，颗粒剂型，水冲服，日 1 剂，分温 2 服。

大便基本恢复正常。

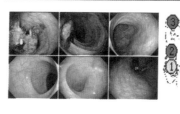

北京中医药大学东直门医院通州院区
肠镜检查报告单
【执行科室：目肠镜室】

图像所见：
麻醉师辅助丙泊酚静脉麻醉下无痛肠镜：拉钩法进镜至回盲部，Boston 评分 5 分，回盲瓣观察欠满意，回盲部粘膜光滑，血管纹理清晰，未见糜烂、溃疡及新生物；升结肠、结肠肝曲、横结肠、结肠脾曲、降结肠、乙状结肠及直肠粘膜光滑，血管纹理清晰，未见糜烂、溃疡及新生物。

印象诊断：
结肠镜检查大致正常。

建议：
定期复查。

图 7-2 结肠镜

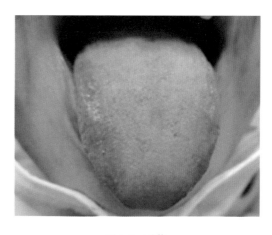

图 7-3 舌苔

【按语】《景岳全书》三十四卷载："秘结一证，在古方书有虚秘、风秘、气秘、热秘、寒秘、湿秘等说，而东垣又有热燥、风燥、阳结、阴结之说，此其立名太烦，又无确据，不得其要，而徒滋疑惑，不无为临证之害也。……有云气秘者，盖气有虚实，气实者阳有余，阳结也。气虚者阳不足，阴结也，岂谓气结而尽宜破散乎？"

本案例患者中年，情绪波动后出现便秘，结合舌脉辨为气秘。治疗予四逆散合四磨汤加减。四逆散出自《伤寒论》，原文中指出"少阴病，四逆，其人或咳，或小便不利，或腹中痛，或泄利下重者，四逆散主之"。在高等教育"十四五"规划教材《方剂学》中，四逆散主治：①阳郁厥逆证。②肝脾气郁证。此病案取其疏肝理脾之效。四磨汤出自《济生方》，主治：七情所伤，肝气郁结证。苔黄、脉弦滑有肝郁化热之象，加黄芩、大黄、生地黄，养阴清热通便；地榆清热止血；木香、厚朴理气；大剂量生白术健脾通便。在新世纪全国高等中医药院校七年制规划教材《中医内科学》中提到：小剂量生白术有健脾益气的作用，大剂量白术（30～60g）即具有润肠通便的作用，且没有致腹痛、泻下无度、继发性便秘等副作用。二诊中便秘好转，且无便血，故去掉地榆、木香，并减少黄芩、大黄、厚朴、生白术的剂量。

案例2：杜某，男，67岁，就诊节气：冬至

【主诉】大便不畅2个月。

【现病史】患者2个月前患脑梗死，经治疗留有左侧肢体活动不利后遗症，出院回家后不愿康复锻炼，且情绪不佳，长期或坐或卧。后逐渐出现便秘，时伴有腹痛，曾服用过补阳还五汤，效果不佳。遂来诊。现症见：纳食不馨，大便一周一次。小便可。眠可。舌暗，边有瘀斑，舌下脉络迂曲，苔白，脉细涩。

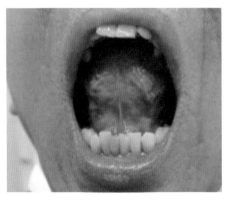 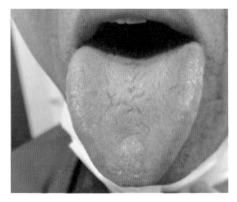

图7-4（1）舌下络脉　　　　　　图7-4（2）舌苔

【既往史】脑梗死，高脂血症。

【辅助检查】无。

【中医诊断】便秘。

【辨证】血瘀便秘。

【病证分析】患者老年男性，情绪不畅，气郁则血瘀。又缺乏活动，气滞血瘀。肝郁脾虚则不思饮食，纳食不馨。脾虚为便秘之本，气为血帅，脾虚则气血生化乏源，气推动血液运行的力量减弱，血液运行不畅则血瘀。血瘀致腑气不通而便秘。不通则痛而腹痛。观其舌暗，边有瘀斑，舌下脉络迂曲，苔白，脉细涩，考虑患者为血瘀便秘。

【治法】养血调肝，健脾逐瘀通便。

【方药】当归 30g，川芎 6g，白芍 10g，熟地黄 30g，桃仁 9g，桂枝 4g，大黄 6g，芒硝 6g，甘草 6g，枳实 30g，厚朴 9g，生白术 30g，香橼 9g，佛手 9g，人参 3g。7 剂，颗粒剂型，水冲服，日 1 剂，分温 2 服。

嘱调畅情志，适当活动。

二诊：患者服药后第 3 天即有排便，后排便 2～3 天一次，略干，纳食增加。舌红，苔薄黄，脉弦滑。

【方药】当归 30g，川芎 6g，白芍 10g，熟地黄 30g，桃仁 9g，桂枝 4g，大黄 6g，芒硝 6g，甘草 6g，枳实 30g，厚朴 9g，生白术 30g，香橼 9g，佛手 9g，人参 3g，牡丹皮 15g，火麻仁 30g，川芎 6g。14 剂，颗粒剂型，水冲服，日 1 剂，分温 2 服。

大便基本恢复正常。

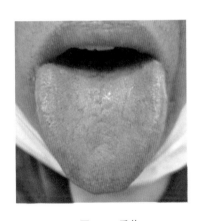

图 7-5 舌苔

【按语】本案例中患者为老年男性，大病及情绪波动后出现便秘，结合舌脉辨为血瘀便秘。治疗予四物汤合桃核承气汤加减。四物汤出自《仙授理伤续断秘方》，在高等教育"十四五"规划教材《方剂学》中，四物汤主治营血虚滞证。此病案取其养血活血之效。桃核承气汤出自《伤寒论》："太阳病不解，热结膀胱，其人如狂，血自下，下者愈。其外不解者，尚未可攻，当先解其外。外解已，但少腹急结者，乃可攻之，宜桃核承气汤。"此病案取其逐瘀泻热之效。两方共用，养血调肝，健脾逐瘀通便。患者大便一周一次，考虑存在气滞，加枳实、厚朴理气通便；纳食不馨，加生白术健脾通便，加香橼、佛手疏肝理气和胃，人参顾护脾胃，以防伤正。二诊大便虽有好转，但仍排便费力，遂加用牡丹皮、川芎增加活血化瘀之效，火麻仁润肠通便，再服用两周，大便基本恢复正常。

案例3：李某，女，48岁，就诊节气：小寒

【主诉】大便不畅3个月。

【现病史】患者3个月前出现月经不调，月经过多，后逐渐减少，色暗，伴经前头痛，大便不畅，总有便意，但每次总挤出一点点，成形不干。爱着急生气，眠差。舌淡，苔白，脉细。

【既往史】无。

【辅助检查】无。

【中医诊断】便秘。

【辨证】血虚便秘。

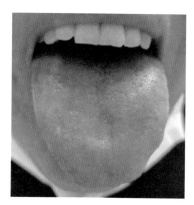
图7-6　舌苔

【病证分析】患者中年女性，月经过多，致血虚。血虚不能上荣清窍则头痛。血虚心失所养，故失眠。气为血帅，血为气母，血虚致气虚，气虚则大肠传导无力，血虚则肠道干涩，导致大便不畅。观其舌淡，苔白，脉细，考虑患者为血虚便秘。

【治法】柔肝健脾，养血润燥。

【方药】当归30g，川芎9g，白芍30g，生白术30g，茯苓15g，泽泻10g，柴胡6g，香附10g，枳实9g，菖蒲10g，郁金10g。7剂，颗粒剂型，水冲服，日1剂，分温2服。

嘱调畅情志，饮食增加营养。

二诊：患者服药排便好转，但排便时间仍偏长，头痛好转，仍失眠。舌红，苔白，脉细。

【方药】当归30g，川芎9g，白芍30g，生白术30g，茯苓15g，泽泻10g，柴胡6g，香附10g，菖蒲20g，郁金20g，枸杞20g，玄参15g，炒酸枣仁30g，知母6g。14剂，颗粒剂型，水冲服，日1剂，分温2服。

大便基本恢复正常，失眠好转，头痛缓解。

【按语】《医宗必读·大便不通》云："更有老年津液干枯，妇人产后亡血，及发汗利小便，病后血气未复，皆能秘结。"

本案例为中年女性，月经不调后出现便秘，结合舌脉辨为血虚便秘。治疗予当归芍药散加减。当归芍药散出自《金匮要略》，具有养血调肝、健脾利湿之效。患者情志不畅，加柴胡、香附疏肝解郁；菖蒲、郁金行气解郁，兼以安神；枳实行气通便。二诊大便好转，去枳实；舌变红，考虑有血虚发热之象，加枸杞、玄参、知母养阴清热；眠仍差，加炒酸枣仁养血安眠。

案例 4：李某，女，48 岁，就诊节气：雨水

【主诉】大便不畅 1 年。

【现病史】患者平素嗜食肥甘厚味，体型偏胖，1 年前出现便秘，大便黏腻不爽，口干、口苦，情绪急躁，半年前出现上腹胀满，时有烧心反酸，眠差。舌红，舌体胖大，边有齿痕，苔黄，脉弦滑。

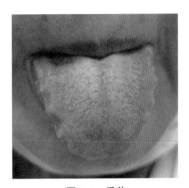

图 7-7　舌苔

【既往史】直肠炎。

【辅助检查】结肠镜：直肠炎。

【中医诊断】便秘。

【辨证】痰秘。

【病证分析】患者中年女性，平素嗜食肥甘厚味，致使脾胃功能受损，气血津液运化失调，水湿停聚，聚湿生痰，痰湿内蕴于肠腑则大便黏腻不畅、腹胀。痰湿内蕴，津液不能上承，故口干。情志不畅，肝郁化火则口苦。热扰心神则失眠。食滞胃中，郁而化热，故烧心反酸。观其舌红，舌体胖大、边有齿痕，

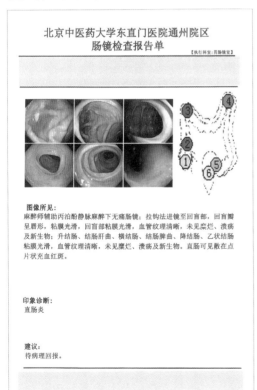

图 7-8　肠镜

苔黄，脉弦滑，考虑患者为痰湿便秘。

【治法】清热化痰，泄热通便。

【方药】清半夏 20g，黄连 3g，瓜蒌 20g，枳实 30g，厚朴 30g，生大黄 6g，蒲公英 30g，黄芪 10g，柴胡 12g，黄芩 9g。7 剂，颗粒剂型，水冲服，日 1 剂，分温 2 服。

嘱调畅情志，清淡饮食，增加体育锻炼，减轻体重。

二诊：患者服药排便好转，但排便时间仍偏长，口干、口苦好转，睡眠好转，腹胀、烧心反酸好转。舌红，舌体胖大，苔黄，脉弦滑。

【方药】清半夏 20g，黄连 3g，瓜蒌 20g，枳实 30g，厚朴 30g，生大黄 6g，蒲公英 30g，黄芪 10g，柴胡 12g，黄芩 9g，藿香 10g，生白术 30g，炒苦杏仁 9g。14 剂，颗粒剂型，水冲服，日 1 剂，分温 2 服。

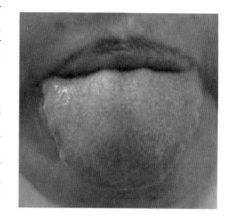

图 7-9 舌苔

三诊：大便 2～3 天一次，略黏腻，口干、口苦明显减轻，睡眠好转，偶有腹胀、烧心反酸。舌红，舌体胖大，苔黄，脉弦滑。

【方药】半夏 20g，黄连 3g，瓜蒌 20g，枳实 30g，厚朴 30g，大黄 6g，蒲公英 30g，黄芪 10g，柴胡 12g，黄芩 9g，藿香 10g，生白术 30g，炒苦杏仁 9g，荷叶 10g。14 剂，颗粒剂型，水冲服，日 1 剂，分温 2 服。

四诊：上述症状基本缓解。

【按语】本案例为中年女性，嗜食肥甘厚味后出现便秘，结合舌脉辨为痰秘。治疗予小陷胸汤合枳实汤加减。小陷胸汤出自《伤寒论》："小结胸病，正在心下，按之则痛，脉浮滑者，小陷胸汤主之。"主治痰热互结之小结胸证，有清热化痰、宽胸散结之效。此病案用于治疗痰热互结之便秘、腹胀。瓜蒌清热涤痰开结而兼润下；黄连泄热降火；半夏祛痰消痞。枳实汤出自《重订严氏济生方》。方中枳实、厚朴、大黄为小承气组成，枳实辛散苦降，破气消积，与大黄配伍治热结便秘，清热泻下攻积，与厚朴配伍行气破结，主治阳明腑实轻证；桂心用于方中以防大黄寒凉，考虑此患者湿热较重，故未用；甘草调和诸药。患者烧心反酸，加蒲公英、黄芪，蒲公英味苦寒，入肝胃经，清胃中之热，黄芪助蒲公英之效。患者口干、口苦、失眠，考虑存在少阳证，故加柴胡、黄芩清肝胆之热。藿香增加祛湿之效。二诊诸症好转，但大便仍不畅，故加生白术健脾利湿通便。加炒苦杏仁润肠通便。三诊诸症明显好转，大便仍略黏腻，加荷叶祛湿。

案例5：赵某，女，52岁，就诊节气：处暑

【主诉】上腹胀满伴大便不畅5个月。

【现病史】5个月前因上腹胀满、大便不畅就诊于我院，结肠镜示结肠息肉；胃镜示慢性胃炎伴糜烂。曾服药治疗，大便时好时坏。现大便头干、后溏。上腹胀满，下肢怕凉。舌暗红，舌体胖大，边有齿痕，苔白伴水滑，左侧寸关脉弦滑，尺脉沉，右侧寸脉弦滑，关尺脉沉。

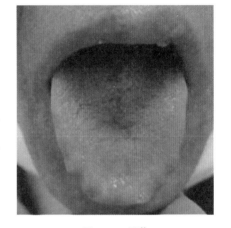

图7-10 舌苔

【既往史】直肠息肉；慢性胃炎伴糜烂。

【辅助检查】胃镜：慢性胃炎伴糜烂；结肠镜：结肠多发息肉。

【中医诊断】便秘。

【辨证】湿秘。

【病证分析】患者中年女性，脾虚，运化乏力，大便在肠道存留时间过长，水分被吸收，所以大便头干。脾虚，水液代谢失调，肠道水液壅盛（吸收的功能差，肠道水湿多），所以大便后面多溏。董荣芬老师指出：水滑苔为三焦水液代谢失常的表现，水液壅塞于中焦则腹胀。观其舌暗红，舌体胖大、边有齿痕，苔白伴水滑，左侧寸关脉弦滑，尺脉沉，右侧寸脉弦滑，关尺脉沉。考虑患者为水液代谢失常引起的湿秘。

【治法】利水渗湿，温阳化气。

【方药】茯苓15g，泽泻9g，猪苓9g，桂枝6g，炒白术15g，羌活15g，独活6g，酒萸肉10g，柴胡9g。7剂，颗粒剂型，水冲服，日1剂，分温2服。

北京中医药大学东直门医院通州院区
胃镜检查报告单

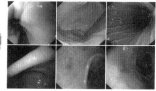
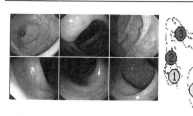

图像所见:
麻醉师辅助予丙泊酚全麻下行胃镜检查。食管粘膜光滑,呈淡红色,未见糜烂、溃疡及静脉曲张。贲门粘膜光滑,齿状线清晰。胃底粘膜光滑,粘液池清亮;胃体粘膜光滑,红白相间,以红为主;胃窦部粘膜可见散在点片状充血红斑伴糜烂,取活检2块,组织软,弹性可;胃角弧形,粘膜光滑,蠕动佳。幽门圆,开闭好。十二指肠球部及降部未见异常。于胃窦近幽门处取Hp一块。

印象诊断:
慢性非萎缩性胃炎伴糜烂
Hp(-)

建议:
待病理回报,定期复查。

北京中医药大学东直门医院通州院区
肠镜检查报告单 【执行科室:胃肠镜室】

图像所见:
拉钩法进镜至回盲部,Boston评分6分,回盲瓣呈唇形,粘膜光滑,回盲部粘膜光滑,血管纹理清晰,未见糜烂、溃疡及新生物;升结肠、结肠肝曲、结肠脾曲、降结肠、乙状结肠及直肠粘膜光滑,血管纹理清晰,未见糜烂、溃疡及新生物。横结肠近肝曲可见一扁平息肉,大小约0.3*0.3cm,色粉红,表面光滑,活检2块,钳除,组织软,弹性好;降结肠可见一扁平息肉,大小约0.3*0.3cm,色粉红,表面光滑,活检1块,钳除,组织软,弹性好;乙状结肠可见一扁平息肉,大小约0.4*0.4cm,色粉红,表面光滑,活检1块,钳除,组织软,弹性好。

印象诊断:
结肠多发息肉。

建议:
待病理回报,定期复查。

图 7-11(1) 胃镜　　　　图 7-11(2) 肠镜

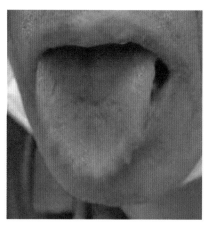

图 7-12　舌苔

二诊:腹胀好转,大便头干缓解,便溏减轻,大便仍不成形。自觉腹部怕凉,下肢怕凉。舌暗红,舌体胖大,苔白,左侧寸关脉弦滑,尺脉沉,右侧寸关脉弦滑,尺脉沉。

【方药】茯苓15g,泽泻9g,炒白术15g,羌活15g,独活6g,酒萸肉10g,柴胡6g,肉桂5g,黑顺片4g(先煎),干姜9g。14剂,颗粒剂型,水冲服,日1剂,分温2服。

三诊:诸症缓解明显,继续服用14天,大便基本正常。

【按语】本案例为中年女性，因脾虚出现便秘，结合舌脉辨为湿秘。治疗予五苓散加减。五苓散出自《伤寒论》，主治膀胱气化不利之蓄水证，有利水渗湿、温阳化气之效。患者水滑苔为三焦水液代谢失常的表现，不论病证如何，但见水滑者均可使用五苓散，也就是异病同治。茯苓、猪苓、泽泻有健脾、利水渗湿、通调水道之效，用于此案中亦有利小便、实大便之意。风能胜湿，故加羌活、独活助祛湿之效。尺脉沉，考虑肾阳不足，加酒黄肉补之。便溏已久，加柴胡升阳举陷。二诊腹胀好转，大便头干缓解，便溏减轻，水滑苔消失，故去掉猪苓、桂枝。患者自觉腹部怕凉，下肢怕凉，结合脉沉，考虑肾阳仍不足，以肉桂、黑顺片、干姜黑温中散寒，补火助阳，引火归原。

案例6：杨某，女，85岁，就诊节气：小寒

【主诉】便秘数年，加重3个月。

【现病史】便秘数年，近3个月加重，大便干、难行，腹胀，小便频，比以前怕冷，现在不敢外出（冬季寒冷）。偶有烧心反酸，纳少。舌暗红，苔白略腻，脉沉。

【既往史】高血压。

【辅助检查】无。

【中医诊断】便秘。

【辨证】肾虚便秘。

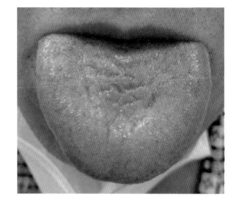

图7-13 舌苔

【病证分析】患者老年女性，肾阳虚衰，精血亏少，开合失司。肾主五液，开窍于二阴，而司二便。肾阳不足，气化无力，津液不布，开合失司，膀胱失约，则小便频；津液不布于大肠，且精血不足，肠失濡润，则大便秘结难行；阳虚内寒则怕冷。脾虚运化乏力，食滞胃中，则腹胀、纳少，郁而化热，故反酸烧心。观其舌暗红，苔白略腻，脉沉。考虑为肾阳不足引起的肾虚便秘。

【治法】温肾益精，润肠通便。

【方药】当归20g，牛膝10g，肉苁蓉10g，泽泻10g，升麻6g，枳壳12g，大黄3g，厚朴20g，枳实10g，茯苓15g，生白术60g。14剂，颗粒剂型，水冲服，日1剂，分温2服。

二诊：腹胀好转，大便干有所缓解，但解大便费力，使劲排便时略有气短，小便仍频，偶有烧心反酸，纳食增加。舌暗红，苔白略腻，脉沉。

【方药】当归30g，牛膝10g，肉苁蓉10g，泽泻10g，升麻6g，枳壳12g，大黄3g，厚朴20g，枳实10g，茯苓15g，生白术30g，黄芪20g，蒲公英20g，火麻仁20g，瓜蒌20g，白芍20g，肉桂3g。14剂，颗粒剂型，水冲服，日1剂，分温2服。

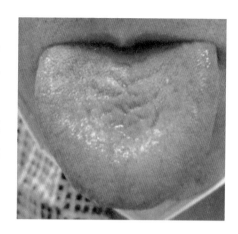

图7-14　舌苔

三诊：患者二诊后明显好转，但停药半个月后再次出现便秘，考虑患者高龄，肾阳不足，嘱其间断服药以保持大便通畅。

【按语】《景岳全书》卷五十一："便秘有不得不通者，凡伤寒杂证等病，但属阳明实热可攻之类，皆宜以热结治法通而去之，若察其元气已虚，既不可泻而下焦胀闭，又通不宜缓者，但用济川煎主之，则无有不达。"

本案例为老年女性，因肾阳不足出现便秘，结合舌脉辨为肾虚便秘。治疗予济川煎合厚朴三物汤加减。济川煎出自《景岳全书》，主治肾阳虚衰，精津不足，有温肾益精、润肠通便之效。肉苁蓉温肾益精兼以润肠；当归补血润燥、润肠通便；牛膝补益肝肾；枳壳理气宽中，而助通便；泽泻利小便、泄肾浊；升麻升清阳，清阳升则浊阴自降。厚朴三物汤出自《金匮要略》，主治气滞腹胀，大便不通。有行气除满、去积通便之效。本方与《伤寒论》小承气汤药味相同，但药量不同。小承气汤意在荡积攻实，故以大黄为君；而本方则意在行气泄满，以厚朴为主。方中厚朴行气消满；大黄、枳实泄热导滞。三药相合，使气滞通畅，实积消除，腑气得以通畅。患者脾虚，加茯苓、生白术健脾，且大剂量生白术有润肠通便之效。二诊腹胀好转，大便干有缓解，进食增加，故减少白术用量。大便费力，使劲时略有气短，考虑存在气虚，加黄芪益气。偶有烧心反酸，加蒲公英清胃热。虽考虑胃中有热，但整体为阳虚内寒之象。小便频，加肉桂引火归原。便秘日久，加火麻仁、瓜蒌润肠通便。年老气血不足，当归加量，并加白芍养血，润肠通便。

案例 7：故某，男，66 岁，就诊节气：大暑

【主诉】便秘 1 周。

【现病史】2 个月前因右侧肢体活动不利诊断为脑梗死，经治仍右侧肢体活动不利，在他人搀扶下勉强行走。住院康复治疗。1 周前出现大便不畅，虽有便意，但大便难以排出。经常觉得神疲乏力，不喜言语。失眠健忘，怕声响。舌淡红，苔薄白，脉沉细。

【既往史】高脂血症；吸烟饮酒。

【辅助检查】无。

【中医诊断】便秘。

【辨证】气虚便秘。

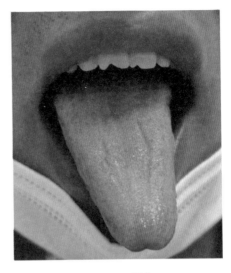

图 7-15　舌苔

【病证分析】患者老年男性，久病卧床，不愿康复锻炼，以致脾胃气虚，运化失职，大肠传导无力，故虽有便意，但大便难以排出。脾气虚，化源不足，故神疲乏力、懒言。脾虚，气血生化不足，心失所养则失眠健忘、易惊。观其舌淡红，苔薄白，脉沉细。考虑患者为脾胃气虚、中气下陷引起的气虚便秘。

【治法】补中益气，健脾行气。

【方药】黄芪 30g，白术 30g，陈皮 9g，升麻 6g，柴胡 6g，人参 6g，甘草 10g，当归 10g，枳实 15g，酸枣仁 30g，菖蒲 10g，远志 10g。7 剂，颗粒剂型，水冲服，日 1 剂，分温 2 服。

二诊：大便、失眠均有好转，仍易怕声响，纳差。舌淡红，苔白，脉沉细。

【方药】黄芪 30g，白术 30g，陈皮 9g，升麻 6g，柴胡 6g，人参 6g，甘草 10g，当归 10g，枳实 15g，酸枣仁 30g，菖蒲 10g，远志 10g，龙齿 30g，木香 10g，鸡内金 15g，郁金 10g。7 剂，颗粒剂型，水冲服，日 1 剂，分温 2 服。

三诊：患者大便通畅，整体状况好转，积极参加康复锻炼。

【按语】补中益气汤出自李东垣《内外伤辨惑论》，主治脾虚气陷证。黄芪补中益气；人参、甘草、白术补气健脾；当归养血和营；陈皮理气和胃；升麻、柴

胡升阳举陷。枳术丸出自李东垣《内外伤辨惑论》，"易水张先生枳术丸：治痞，消食，强胃。白术二两，枳实一两"，主治脾虚食少，脘腹痞满。枳实、白术合用健脾消食、除痞通便。患者眠差，加酸枣仁、菖蒲、远志宁心安神。二诊中大便、失眠均有好转，仍易怕声响、纳差，加龙齿镇惊安神；木香、鸡内金行气、健脾消食；加郁金行气解郁。

四、治疗体会

1. 对疾病发生、发展、转归的体会　消化道是一个由环形和纵形肌层平滑肌构成的空腔脏器，平滑肌的张力是胃肠道推动内容物前移的动力，规则的平滑肌收缩，协调其腔内压，控制着食糜在胃肠道的传递。中医认为脾主运化，主肌肉。故消化道的动力，也就是胃肠道平滑肌的收缩力，与脾密切相关，因此在治疗中，健脾始终贯穿全过程。

我们都知道，食物残渣变成粪便排出体外，这个功能在结肠和直肠完成。结肠，顾名思义，因其有结肠带，使肠腔呈节段性分隔，所以结肠有两种运动：一是分节收缩，使肠内食物残渣在横结肠和降结肠来回摆动，将肠内食物残渣中的水分和电解质再吸收，形成粪便，暂时储存在乙状结肠。二是结肠传递性收缩力，推动结肠内的水、食物残渣直达乙状结肠或直肠，排出肛门。这种长驱的动力除了需要脾的运化能力，还需要气机的调畅和气力。故气弱、气机紊乱之人亦会因气滞气虚而出现便干、便秘。因此调畅气机，增加气力，不使过度节段运动，才可以避免食物残渣中的水分过度吸收而成羊屎状。这种调节需要同时兼顾脾、肺、肝。

很多老年人除了体弱气减外，还有很多人因液体分泌减少，或阴虚内热，暗耗津液，都会导致肠道润滑能力减退，水分和电解质重吸收增强。为平衡体内阴阳调节，加之牙齿问题，进食纤维素类物质减少，也会使大便运送涩滞，排解不畅。故在治疗老年人的便秘时，不能单纯健脾补气，还要注意调平气血，滋润阴液，是以补肝血、温肾水成为主题。

2. 用药体会　枳术丸是肠道的动力药，是治疗便秘几乎不可或缺的药物。白术，健脾行气，增强脾的推动力，为加强白术的动力可以配少量的人参。因大肠积滞往往会化腐生热，故在用人参时要注意寒热的调节，否则适得其反。也可以用太子参代替人参，增其补性而不助热。枳实是味导滞的药，可使食物残渣长驱直下，但关键是患者的气力基础要好，否则达不到效果，还会出现攻窜作痛等现象。所以运用枳实健脾，要以行气药在先，调气药紧随其后，如用苏叶或苏梗调畅肺气，用菖蒲、郁金调解肝气等。

湿秘和痰秘主要是脾升胃降的功能失调所致。但注意脾之虚，亦不能忽略肝肾的不足，所以在健脾利湿消水饮的同时，要注意对肝脾的调停，使肝不贼土、水不渍脾，所以要用些疏肝调脾的药使水饮化解，用些温肾化阳的药蒸发水湿。

治疗老年人的便秘应学会使用当归、白芍。当归、白芍补血养肝，大量使用能够润肠滑便。因为三阴（太阴、厥阴、少阴）是递进的关系，脾虚日久必波及少阴和厥阴。当归、白芍、生地、肉苁蓉是入少阴和厥阴的药，三阴并治，方可全方位化解滞塞。当然在使用这些药时，要适当配伍前面讲过的胃肠动力药。我们在临床上使用厚朴三物汤或者大小承气汤时，患者的便秘能很快得到缓解，但接着出现的很可能是腹胀明显，这通常是脾虚之人的表现。大量的动力药可使食物残渣直驱而出，但因脾虚或气血两虚，打乱了胃肠道正常的协调阶段收缩作用和推动作用，使肠道内的气体不能被吸收入血而由肺排出，从而出现明显的腹部胀满，所以在治疗中不可图近功。若需要马上解决患者的疾苦，要注意健脾药的协调使用。临床上对于较虚弱的患者，我们建议避开行气导滞药的大量使用，可以用李东垣的方法，以羌活、独活、防风升阳补气，稍加枳实、白术导滞，亦可收到奇功。

第八章　胁痛

胁痛是指以一侧或两侧胁肋部疼痛为主要表现的病症。胁，指侧胸部，为腋以下至第 12 肋骨部的总称。

临床上经常会遇到两胁或一侧胀痛的患者，检查肝胆、肺脾或结肠未见器质性疾病，这种功能性的胁痛据临床经验，通常认为与患者的消化功能有着密切的关系。两胁胀痛与肝旺克脾相关，右胁胀痛与气虚胃满相关，左胁胀痛与肝郁腑气不通相关。

在《内经》中指出了本病的发生与肝胆病变相关。《素问·脏气法时论》中讲："肝病者，两胁下痛引少腹，令人善怒。"《灵枢·经脉》中云："胆足少阳之脉，是动则病：口苦，善太息，心胁痛，不能转侧。"

《诸病源候论·腹痛诸候，胸胁痛候》中云："胸胁痛者，由胆与肝及肾之支脉虚，为寒气所乘故也。"认为胁痛发病除了和肝胆病变有关外，还与肾相关。

《济生方·胁痛评治》中提出了胁痛的病因为情志不遂。并指出："肝病者，两胁下痛。多因疲极嗔怒，悲哀烦恼，谋虑惊扰，致伤肝脏。肝脏既伤，积气攻注，攻于左则左胁痛，攻于右则右胁痛，移逆两胁则两胁俱痛。"

关于胁痛的病因，《景岳全书·胁痛》认为可分为外感与内伤两大类。书中云："胁痛有内伤、外感之辨，凡寒邪在少阳经……然必有寒热表证者方是外感，如无表证，悉属内伤。但内伤胁痛者十居八九，外感胁痛则间有之耳。"《症因脉治·胁痛论》中云："内伤胁痛之因，或痰饮悬饮，凝结两胁；或死血停滞胁肋；或恼怒郁结，肝火攻冲；或肾水不足，龙雷之火上冲；或肾阳不足，虚阳上浮，皆成胁肋之痛矣。"

对于胁痛的治疗，历代医家也积累了丰富的经验。《证治汇补·胁痛》中云："胁痛治宜伐肝泻火为要，不可骤用补气之剂，虽因于气虚者，宜补泻兼施。……故凡木郁不疏，而气无所泄，火无所越，胀甚惧按者，又当疏散升发以达之，不可过用降气，致木愈郁而痛愈甚也。"《丹溪心法·胁痛》中云："有气郁而胸胁痛者，看其脉沉涩，当作郁治。痛而不得伸疏者，蜜丸、龙荟丸最快。胁下有食积一条杠起，用吴茱萸炒黄连、控涎丹。一身气痛及胁痛，痰夹死血，加桃仁泥，丸服。"《医学正传·胁痛》中讲："外有伤寒，发寒热而胁痛者，足少阳胆、足厥阴肝二经病也，治以小柴胡汤，无有不效者。或有清痰食积，流注胁下而痛者，或有登高坠仆，死血阻滞而为痛者，又有饮食失节，劳役过度，以致脾土虚者，肝木得以乘其土位，而为胃脘当心而痛，上支两胁痛，膈噎不通，食饮不下之证。"叶天士在《临证指南医案》中提出胁痛可以从经络的角度来辨证治疗，其中提到：胁痛"乃由经脉，继及络脉，大凡经主气，络主血……诸家不分经络，但忽寒忽热，宜忽无效"。叶天士还提出，"肝为刚脏，非柔润不能调和"。对于肝阴不足的胁痛，在该思想的指导下，应用一贯煎治疗，效果显著。

现代医家在治疗胁痛时，勤求古训，也总结出了许多宝贵的临床经验。陈兰玲教授提出，在治疗胁痛时，不能过用理气香燥之品。需要在疏肝理气的同时补养肝阴、肝血；行气的同时活血化瘀，活血化瘀时不忘理气；补肝时不能壅滞脾胃。上海市名中医蒋健教授拟胸胁痛经验方，治疗气机郁滞、瘀毒（痰）互结的胁痛，效果明显。该方应用活血祛瘀、通络止痛、疏肝理气、清热解毒、化痰宽胸的中药，具有活血化瘀、理气化痰、清热解毒、缓急止痛的功效。敦煌医派的代表人物李应存教授，应用敦煌大补脾汤合大泻肝汤方加减治疗肝实脾虚的脘胁痛，疗效甚佳。

2020年发布的《胁痛中医临床实践指南》中提出了中医治疗胁痛的干预要点，主要包括缓解胁痛症状及治疗原发疾病。对偶发、病情较轻、病因明确者可用外敷药物、按摩等方法缓解症状。对于持续发作、病程较长者，在明确病因后，采取药物内服或外用以及针灸等方法治疗。对于肿瘤等引起者，中医药仅可作为辅助治疗手段。

本章所讲的胁痛是指未见明显器质性疾病，属功能性的胁痛。西医学中相关疾病，均可参考胁痛予以辨证论治。

一、病因病机

胁痛的病因病机主要是情志不遂、饮食不节、久病体虚等导致的肝络失和。有虚实两端，虚证多属不荣则痛，实证多属不通则痛。

二、常见证型及治法、方药

1. 两胁胀痛

病因病机：怒气伤肝，气逆动火，肝旺克脾，肝络失和。

主症：胁痛、胀满，烦热易怒，口干渴，大便干燥。舌红，苔黄，脉弦数。

治法：疏肝泄热，和胃。

方药：化肝煎加减。

2. 右胁胀痛

病因病机：脾虚气滞，胃浊不降。

主症：胁肋胀痛，心情抑郁，情绪不宁，胃中胀满，食后加重。舌淡，苔白，脉弦。

治法：降逆化痰，益气和中。

方药：旋覆代赭汤合枳术丸加减。

3. 左胁胀痛

病因病机：肝郁气滞，寒湿阻运。

主症：胁肋胀痛，可引及胸背，随情绪变化疼痛可增减，可伴有腹胀、胸闷、纳少、口苦。舌淡，苔薄白，脉弦。

治法：疏肝理气。

方药：达郁汤合三一承气汤加减。

三、典型病例

案例1：穆某，女，34岁，就诊节气：大暑

【主诉】两胁肋胀痛1个月。

【现病史】患者近1个月出现两胁肋部和上腹部胀痛，饭后明显，伴口苦咽干，情绪不稳，手心热，潮热汗出，阴天时明显。伴皮肤瘙痒，睡眠不好，有时大便头干，有时不成形。舌质淡红，后半剥苔、前半黄腻，脉弦滑数。

【既往史】无。

【辅助检查】胃镜示浅表性胃炎。

【中医诊断】胁痛。

【辨证】肝旺克脾。

【病证分析】患者青年女性，平素情绪不稳，怒气伤肝，肝气郁结，疏泄不利，闭阻脉络，发为胁痛，同时伴有上腹胀痛。肝气旺盛，克制脾气，脾失运化，久而成湿。湿邪蕴久化热，故见苔前半黄腻。热灼津液，见手心热、潮热汗出等阴虚证候。热扰心神，故见失眠。脾失健运，肠道不能吸收，故大便不成形。但阴虚燥热内盛，故有时大便头干。口苦咽干，脉弦滑，亦提示肝火旺盛，疏泄不利。脉数亦提示有热象。舌质淡红，后半剥苔，提示阴虚、血虚，同时舌前半黄腻，提示湿热蕴结，两者结合，提示患者正气已虚，但湿邪不化，病情较为复杂。综合考虑患者病机，根本为肝旺克脾。

【治法】疏肝泄热，化湿健脾。

【方药】竹茹 30g，陈皮 6g，麸炒薏苡仁 60g，当归 9g，生地黄 30g，郁金 30g，黄芩 9g，黄芪 20g，蒲公英 30g，蜜枇杷叶 30g，麸炒枳壳 9g，生蒲黄 10g，醋五灵脂 9g，地龙 6g，醋延胡索 15g，白芍 30g，炙甘草 6g，泽泻 20g。中药 7 剂，每日 1 剂，早晚餐后温服。

二诊：患者右胁肋部胀痛缓解，左侧胁部及上腹部胀痛仍有。皮肤瘙痒缓解。口苦咽干好转，手心热及潮热汗出缓解。睡眠改善。有烧心反酸。舌质淡红，后半剥苔、前半黄腻，脉弦濡滑。

【方药】竹茹 30g，陈皮 6g，麸炒薏苡仁 60g，当归 9g，羌活 9g，郁金 30g，黄芩 6g，太子参 30g，盐菟丝子 15g，麸炒枳实 9g，生蒲黄 10g，醋五灵脂 9g，醋延胡索 15g，白芍 30g，炙甘草 6g，土茯苓 30g，黄连 6g，制吴茱萸 1g，酒女贞子 15g，麸炒苍术 9g，防风 6g，独活 9g，山药 15g。中药 7 剂，每日 1 剂，早晚餐后温服。

【按语】患者本为两胁和上腹部胀痛，服用一诊方药后右胁肋部胀痛缓解，左侧胁部及上腹部胀痛仍有，舌苔前半仍黄腻，予上方加羌活 9g，麸炒苍术 9g，独活 9g，土茯苓 30g，以清利湿热。结合患者舌质淡红、后半剥苔，酌加太子参 30g 以益气健脾。盐菟丝子 15g，酒女贞子 15g，山药 15g，以补肾阴，滋阴降火。患者有烧心反酸，考虑肝火犯胃导致胃中嘈杂吞酸，予左金丸（即黄连 6g，制吴茱萸 1g）清胃火、泻肝火，祛湿消痞。两胁肋胀痛的病机一般为肝旺克脾，多由肝气不疏，郁而化火，横逆侵犯脾胃所致。在治疗时，在应用疏肝理气药物的同时，还要注重清胃火，使其火降则胃气自降。另外，还要重用化湿健脾的中药。如本方应用麸炒薏苡仁60g贯穿始终，但患者仍湿邪不化，还需在二诊时增加祛湿力度。

案例2：侯某，男，71岁，就诊节气：大雪

【主诉】右胁肋部胀痛2个月。

【现病史】患者近2个月右胁肋部胀满疼痛，曾做肝脏检查未见异常，口干口渴，夜间明显，睡眠不好，梦多。舌质红，少苔，脉弦滑，右侧明显，左侧濡滑，尺脉长。

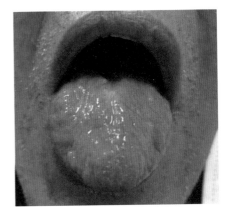

图8-1　舌苔

【既往史】高血压病史。

【辅助检查】无。

【中医诊断】胁痛。

【辨证】脾虚气滞。

【病证分析】患者老年男性，脾气虚弱，脾胃运化能力下降，胃中饮食积滞，气机升降失常。肝气不疏，故见右胁肋部胀满。脉弦亦提示肝失疏泄，气机不利，脉滑提示饮食积滞。同时口干口渴，舌质红，少苔，提示阴虚，治疗当兼顾滋阴、清热。左侧濡滑，尺脉长，亦是肝阳有余、脾虚食滞的表现。

【治法】健脾降逆，疏肝理气。

【方药】桑白皮10g，地骨皮20g，旋覆花30g，煅赭石30g，太子参30g，姜半夏15g，姜厚朴30g，麸炒枳实9g，紫苏叶9g，醋北柴胡6g，羌活9g，当归30g，石菖蒲10g，郁金10g，白芍15g，炙甘草6g。中药7剂，每日1剂，早晚餐后温服。

二诊：患者右侧胁肋胀痛好转，口干口渴好转，夜眠欠安好转。诉大便不成形，阴囊潮湿，略痒。舌暗红，水滑苔，脉弦滑，尺脉长。

【方药】桑白皮10g，地骨皮20g，太子参30g，姜半夏15g，姜厚朴30g，紫苏叶9g，醋北柴胡6g，羌活9g，当归30g，石菖蒲10g，郁金10g，白芍15g，炙甘草6g，茯苓15g，泽泻9g，猪苓9g，桂枝4g，麸炒白术9g，生薏苡仁30g。中药7剂，每日1剂，早晚餐后温服。

三诊：右侧胁肋胀痛明显好转，仍有夜眠欠安，阴囊潮湿减轻，大便溏，舌红，苔薄白，脉弦长。

【方药】桑白皮 10g，地骨皮 20g，太子参 30g，姜半夏 15g，姜厚朴 20g，紫苏叶 9g，醋北柴胡 9g，珍珠母 15g，当归 30g，石菖蒲 10g，郁金 10g，白芍 15g，炙甘草 6g，生地黄 10g，泽泻 30g，酸枣仁 30g，麸炒白术 9g，生薏苡仁 30g，川芎 6g，黄连 5g。中药 7 剂，每日 1 剂，早晚餐后温服。

【按语】患者服用一诊药物后，右胁肋胀痛好转，口干口渴好转，夜眠欠安好转。二诊时患者补充一诊时未诉症状：大便不成形，阴囊潮湿，略痒；考虑患者湿热之邪蕴结下焦，于一诊处方中去旋覆花、煅赭石，予茯苓 15g，泽泻 9g，猪苓 9g，生薏苡仁 30g，加强祛湿之药力；并予桂枝 4g 助阳化气，白术 9g 健脾燥湿以实大便。三诊时患者症状进一步好转，但仍有失眠，予珍珠母 15g，酸枣仁 30g，安神助眠；患者舌红，考虑阴虚有热，并有胃火，予生地黄 10g 滋阴凉血，黄连 5g 清胃热；大便溏，增加泽泻至 30g，利水祛湿，有利小便以实大便之意。患者右胁肋胀痛，这种类型在胁痛的患者中所占比例最高。亦有胀满明显、疼痛较轻的患者，可能与积食相关；在治疗时，需在疏肝理气的基础上健脾祛湿，消除胃中积滞，大多数患者临床效果明显。

案例 3：李某，女，52 岁，就诊节气：处暑

【主诉】左胁肋部胀痛 1 个月。

【现病史】患者近 1 个月出现餐后 2 小时左右腹胀，左侧腋下胀痛，时有呃逆，呃逆时左侧腋下胀痛加重，大便略干，口苦。舌暗，苔白，有齿痕，脉弦滑。

【既往史】体健。

【辅助检查】无。

【中医诊断】胁痛。

【辨证】肝郁气滞。

【病证分析】患者为中老年女性，平素情绪不佳，易怒，肝失调达，疏泄不利，气机不畅，闭阻脉络，故见胁痛。气机升降失常，肝气犯胃，胃气上逆，故见呃逆。大便略干，腑气不通，故见腹胀。

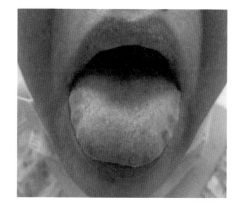

图 8-2　舌苔

口苦，脉弦滑，亦提示肝气不疏。舌暗提示兼有血瘀。舌有齿痕，提示患者亦存在脾虚，治疗当兼顾健脾祛湿。

【治法】疏肝理气，通腑健脾。

【方药】北柴胡 24g，黄芩 9g，法半夏 9g，党参 10g，姜厚朴 30g，麸炒枳实 20g，炒苦杏仁 9g，蜜桑白皮 9g，黄柏 20g，蒲公英 30g，生白术 30g，当归 30g，白芍 15g，紫苏叶 9g。中药 7 剂，每日 1 剂，早晚餐后温服。

二诊：患者左胁肋胀痛稍好转，饭后腹胀略好转，偶有呃逆，大便略干，口苦，纳差。舌暗，苔白后根略黄，有齿痕，脉弦滑。

【方药】北柴胡 30g，黄芩 9g，太子参 30g，姜厚朴 30g，麸炒枳实 20g，黄柏 30g，蒲公英 30g，生白术 30g，当归 9g，白芍 9g，紫苏叶 9g，黄芪 10g，炒白扁豆 30g，仙鹤草 9g，牡丹皮 6g，郁金 30g，生地黄 20g。中药 7 剂，每日 1 剂，早晚餐后温服。

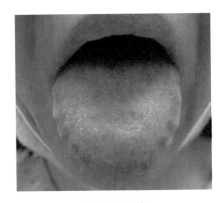

图 8-3 舌苔

三诊：患者诉左胁肋胀痛好转，腹胀及呃逆均有好转，在饭后 2～3 小时上述症状明显，大便略干，头干，口苦减轻，纳食较前稍增多，舌暗红，苔薄白，有齿痕，脉弦滑。

【方药】北柴胡 30g，黄芩 9g，太子参 30g，姜厚朴 20g，麸炒枳实 9g，黄柏 30g，瓜蒌 30g，生白术 30g，当归 9g，白芍 9g，紫苏叶 9g，炒白扁豆 30g，仙鹤草 9g，牡

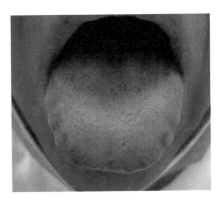

图 8-4 舌苔

丹皮 9g，郁金 30g，生地黄 30g，郁李仁 10g，炒杏仁 9g，酒黄精 9g。中药 7 剂，每日 1 剂，早晚餐后温服。

【按语】患者中老年男性，以左胁肋胀痛为主症，肝郁气滞症状明显。在治疗时，一诊予疏肝健脾、理气通腑，症状稍好转，大便仍略干，口苦仍有，并出现纳差，二诊予增加北柴胡至 30g，郁金 30g，增加疏肝解郁的力度；同时予牡丹皮

6g，生地黄20g，协同原方黄柏、蒲公英清胃泻热、滋阴。患者脾虚，在原方基础上加入黄芪10g，炒白扁豆30g，仙鹤草9g，益气健脾，补脾虚。到三诊时，患者诉左胁肋胀痛好转，腹胀及呃逆均有好转。将二诊姜厚朴、麸炒枳实减量，去蒲公英，予瓜蒌30g清热祛湿。患者大便头干，予加用郁李仁10g，炒杏仁9g润肠通便。并将生地黄增至30g，加酒黄精9g滋阴清热。本患者为典型的肝郁气滞型胁痛，在治疗时，在疏肝解郁、调畅气机的同时，着重消除患者胃肠积滞，使大便通畅，腑气得疏，邪气下行，有所出路，胁肋胀痛便愈。

四、小结

胁痛的病机总体来说可以概括为肝气郁结，肝络失和。古代医家将由瘀血所致的胁痛称为肝着。在《灵枢·胀论》中，将肝经受寒所导致的胁下胀满、痛引少腹之症称为肝胀。还有将表现为胁肋部胀痛合并右胁下肿块的疾病称为肝痞。

根据疼痛的性质不同，胁痛在临床上的辨证亦有所区别。比如胀痛提示气机郁滞；刺痛提示气滞血瘀；隐痛绵绵不休提示肝阴亏虚；灼痛且疼痛相对较剧烈，提示热症，可见于阴虚火旺或湿热蕴结的胁痛患者。

胁痛在中医的辨证施治时多会认为是肝胆病变，大概有两方面原因。一是从具体的解剖部位上来讲，胁肋部与肝胆位置相近。肝位于胁肋下部，胆依附于肝。二是从经络理论上来说，足厥阴肝经及足少阳胆经均循行于两胁，经络所至之处的病变，大多反映了该经的病变。所以足厥阴肝及足少阳胆若经络不畅，枢机不利，就会引发胁痛。因此，胁痛责之于肝胆。

通过长期的中医临床实践，我们还发现，对于肝脏疾病的治疗，不能一味地疏肝理气。比如各代医家常说疏肝理气药会"劫肝阴"，特别是柴胡。所以在治疗胁痛时应疏肝、柔肝并用，避免耗伤气血。

本书根据胁痛的部位是左胁痛、右胁痛还是双侧胁痛，概括总结了胁痛的不同病机来辨证治疗，认为两胁胀痛之病机为肝旺克脾，应用化肝煎加减治疗；右胁胀痛多由脾虚气滞、胃浊不降引起，应用旋覆代赭汤合枳术丸加减治疗；左胁胀痛多由肝郁气滞、寒湿阻运所致，在治疗上可应用达郁汤合三一承气汤加减治疗。

在临床诊治时，胁痛需要与悬饮鉴别。一般来说，悬饮表现为饮留胁下，胁肋胀痛，但会伴有咳嗽、咳痰。悬饮患者可兼见发热，咳嗽或仅仅是吸气、呼气时胁痛就加重。通过体格检查可见患者肋间饱满，叩诊呈浊音，可以很容易与肝络失和所引起的胁痛相鉴别。另外，有一些腹痛、胃脘痛、胸痛的患者也会发生胁痛，但多数是迁延至此，详细询问患者的具体疼痛部位，大多数患者都能明确说出哪里疼得厉害，或哪里是主要的疼痛部位；从具体的疼痛部位上讲，不难与单独的胁痛相鉴别。

另外，因为胁痛特殊的病因病机，也决定了在胁痛的治疗上，除了药物治疗，患者的日常生活调护也是至关重要的，而且有时候可能直接决定了治疗效果。比如情志不遂、饮食不节，都是胁痛的主要诱因。胁痛患者应特别注意在日常生活中调畅情志，避免恼怒悲伤、劳累过度、情绪紧张。要尽量保持情绪稳定，为人谦和，大气有度量，心胸开阔，乐观向上。在饮食上要避免吸烟、不饮酒，减少辛辣刺激及肥甘厚味的食物，要做到饥饱适度，忌食生冷。还有日常生活起居要规律，不熬夜，不劳累过度，适当运动，居住环境冷暖适宜，尽量避免胁痛的发生。对于已经发生过胁痛的患者，做到上述日常生活调护的内容，也可以最大限度地避免胁痛的复发，以及因胁痛迁延不愈导致的情志不遂、急躁易怒，以免循环往复，更不易痊愈。

五、治疗体会

1. 疾病发生发展转归的体会　胁痛多为肝郁气滞，肝气不能条达疏畅，郁而不疏，上犯胃脘则吞酸吐苦，横逆胸胁则胀满而痛，下聚小腹隐痛。肝气郁滞，横逆克脾，使脾虚运化乏力，导致中焦升降功能失常，阳明滞气而发，主要是气机的逆乱。为什么有些人生气表现为食欲不振，而有些人却是两胁胀痛。通过临床观察我们发现，这种相同病因，表现为不同证候的肝郁气滞，常常和其消化功能的强弱有关。脾虚之人当遇到情志不畅，肝郁克脾时，以小肠的吸收功能障碍为主，出现腹痛、自利等虚寒为主的证候。肝旺之人遇到情志不遂、肝旺克脾时以小肠蠕动功能减弱为主，使胃和大肠的降浊能力减退而出现两胁胀满或胀痛。胃因小肠压力过大而排空减缓，胃气逆升，浊阴填塞，肺不能随胃降，肺气积聚，痞塞胁下，滞于胸膈右胁，故治疗中要注重健脾行气，使小肠的运化功能首先恢复，方能使肺胃气降，肝阳舒展。小肠蠕动减缓，食物残渣潴留，使大肠的收缩性推动力减少，结肠的分节蠕动时间延长，大便干燥，腑气不畅，气积左胁而痛。此时畅通腑气、散热解郁更为关键。所以，我们在治疗胁痛时，不能单纯注重肝阳或肝阴的调理，还要关注胃腑和小肠（脾阳）的传导及运化功能，才能向好的方向转归。

2. 临证治疗用药的体会　治疗胁痛，无论是双侧还是单侧，都要注重腹部叩诊，了解胁痛的部位与腹部滞气或积气的多少，判断脾胃功能强弱，精准选药，才能迅速缓解证候，解决患者的疾苦。两胁胀痛以消痞为主，注意寒热药物的调平，借助化肝煎的疏解作用而不伤胃阴。右胁胀痛要分清是十二指肠顺应性蠕动减弱导致的胃排空障碍，还是小肠蠕动减慢的食物残渣半梗阻状态；需侧重旋覆代赭汤和枳术丸的用量选择。左侧胁痛要注意横结肠与降结肠之间的积气，巧妙运用三一承气汤，畅通腑气，清热解郁，协助达郁汤消磨肝脾之积。善后要注重"补肝脾以升之"。

第九章　不寐

　　不寐即失眠，是由阳不入阴所引起的以经常不易入睡为特征的病证。轻者入睡困难，或入睡后易醒，或醒后不能再睡，亦有时睡时醒等，严重者整夜不能入眠。常伴有神疲乏力、头晕头痛、心悸健忘、心神不宁等症。《中医内科学》认为不寐病位在心，与肝、胆、脾、胃、肾关系密切。不寐可分虚实两大类，但以虚证居多，病久则虚实夹杂。

　　不寐的病名，最早见于《难经·四十六难》："老人卧而不寐，少壮寐而不寤者。"在《黄帝内经》中称不寐为"不得眠""不得卧""卧不安""目不瞑"等。

　　《灵枢·大惑论》阐述了"目不瞑"的病机，"卫气不得入于阴，常留于阳。……不得入阴则阴气虚，故目不瞑矣"。《素问·逆调论》提到"胃不和则卧不安"。《灵枢·营卫生会》中认为"老者之气血衰，其肌肉枯，气血涩，五脏之气相搏，其营气衰少而卫气内伐，故昼不精，夜不瞑"，论述了老年人不寐的病因病机。至汉代，张仲景在《伤寒论》《金匮要略》中，将不寐分为外感和内伤，提出"虚劳虚烦不得眠"的观点，目前仍对后世影响深远。至明代，张景岳在《景岳全书》中提到"不寐证虽病有不一，然唯知邪正二字则尽之矣。盖寐本于阴，神其主也。神安则寐，神不安则不寐；其所以不安者，一由邪气之扰，一由营气之不足耳；有邪者多实证，无邪者皆虚证"。至近代医家多认为，不寐的病因大致可分外感和内伤。外感主要见于热病过程中；内伤多见于情志失调、饮食不节、劳倦过度，以及久病体虚等。外感所致的不寐以实证多见，内伤所致的不寐以虚证多见，两者之间可以相互转化，虚实并见。不寐虽病因较多，但病理总属阴阳不交，阳不入阴。一方面是阳盛不得入阴，另一方面是阴虚不能敛阳，最终导致心神失养，神不安宁，发为本病。

　　失眠出现的原因多见于睡眠习惯不良、心理障碍（抑郁、焦虑）、药物滥用、慢性疼痛等。我们这里讨论的失眠与重大疾病和慢性疼痛无关，多为身体阴阳失调、寒热不均的功能性失调。

下面我们先了解一下睡眠的机制。正常的睡眠结构周期分两个时相：非快速眼动睡眠期和快速眼动睡眠期。非快速眼动睡眠期占总睡眠的73%～84%。非快速动眼睡眠期分为四个阶段：第一阶段（入睡期）、第二阶段（浅睡期）、第三阶段（熟睡期）、第四阶段（深睡期）。第三阶段和第四阶段为深睡眠时期，也是高质量睡眠期。快速动眼期发生在每个非快速动眼期后，呈现低电压快速脑电活动，姿势性肌张力消失，呼吸频率和深度显著波动，多数梦出现在此期。以上睡眠时相是连续的，每晚循环5～6次。临床上经常见到的失眠多为三种情况：一是入睡困难，躺在床上翻来覆去睡不着，甚至越躺越烦，无法入睡。二是睡眠不实，很容易惊醒，醒后难以入睡。三是多梦，醒后感觉很疲劳，难以解乏。从睡眠时相分析，前两种为非快速眼动睡眠的时相障碍，与中医的"火"相关。后一种为快速眼动睡眠时相障碍，与中医的"气"相关。

一、病因病机

不寐病位在心，与肝、胆、脾、胃、肾关系密切。不寐在临床上较为常见，阳不入阴为其关键病机。常因情志所伤、劳逸过度、久病体虚、饮食不节、五志过极等所致。临证中多分虚实。虚者，常见心脾两虚、阴虚火旺、心胆气虚等证，治疗宜补益心脾、滋阴降火、益气镇惊为主。实证多见肝郁化火、痰热内扰等证，治疗以清肝泻火、清热化痰为主。

中医根据肝藏魂、肺藏魄的理论基础以及根据睡眠时相判断肝肺（阴阳）的问题，来调整用药。

肝主血、藏魂，在五行中属木，魂为木之精。《素问·阴阳离合论》说："天覆地载，万物方生，未出地者，命曰阴处，名曰阴中之阴；则出地者，命曰阴中之阳。"而木之为物，正是根于阴而出于阳，有沟通阴阳之德。其母水，其子火，合于五脏，则乙癸同源、心肝同气。合之于魂，以潜意识影响心神之灵拙，是心神的基础。随神往来，则光明爽朗、聪明智慧，此阳界人间之事；神敛神衰，独魂为动，则为梦、为幻，此阴间冥界之际。基于肝魂属木的五行属性，可知魂为心神之基，且有沟通阴阳之德，这对于"睡眠—觉醒"阴阳的交替，具有重要的意义。《灵枢·本神》云："肝藏血，血舍魂。"以魂归血藏为论，故清代唐容川《血证论·卷六》有云："肝藏魂，人寤则魂游于目，寐则魂返于肝。"因此，临床治疗睡眠障碍时常常使用养肝血以安魂之法，如酸枣仁汤就是用来治疗肝血不足，魂不守舍，梦寐不宁的经典方剂。如若肝胆火盛或痰火内扰，肝血亦不静，则魂难随神内敛，亦常表现为失眠、梦寐不宁，当清肝胆、化痰火以宁肝魂。

肺主气藏魄，肺在五行属金，魄为金之精。魄是形体中感知、运动的本能，形中有气，才能有知觉。故《灵枢·本神》说："肺藏气，气舍魄。"魄的这种本能，由魂来激活，并达于心神，是心神"任物"的基础；魄魂静动离合，阴阳相成。魂魄合则为实，在心神主导下开展健全的精神活动；离则为虚，失去心神主导，为梦、为幻。因此，魂魄共同作用，是心神在睡眠活动中发挥主导作用的基础，也是睡眠中产生梦的主要条件。后世治疗以多梦为主证的睡眠障碍时，多从魂魄入手，临床上常用琥珀、人参、龙骨等药物治疗多梦之失眠，这些药物均有定魂魄之功。

二、常见证型及治法、方药

1. 阳明燥热

病因病机：饮食不节，宿食停滞胃肠，壅滞中焦，邪热内生，上扰心神，耗气伤阴，心神失养，而见夜寐不安。

主症：夜卧不安，入睡困难，入睡后易醒，多梦，心烦，口干不欲饮，腹胀，大便秘结，排便困难。舌红少津，苔黄，脉细数。

治法：清热养阴安神。

方药：竹叶石膏汤加减。

2. 阴虚内热

病因病机：多为老年患者，久病素体不足，肾阴亏耗，肾水下寒不能上济于心，水不济火，心阳独亢，上扰神明，而见不寐。虽是阴亏，亦常见阳虚伴随，冷热不均，怕凉畏热，气机升降失衡，阴阳调平紊乱所致。

主症：心烦不寐，寐而易醒，心悸不安，腰酸梦遗，五心烦热，口干，舌红少津，脉细数。

治法：滋阴降火，养心安神。

方药：知柏地黄丸加减。

3. 血虚火动

病因病机：因心血不足，或脾虚生血乏源，而致气血不足，阴液亏虚，阴虚火旺，扰动心神，心神不安。

主症：心烦不寐，多梦易醒，心悸，健忘，神疲乏力，头晕，面色少华。舌淡，苔薄，脉细。

治法：养血滋阴，降火安神。

方药：黄连阿胶汤合酸枣仁汤加减。

4. 肝经郁热

病因病机：情志不舒，忧愁气郁，郁久则肝血必耗，血耗上不能济心，肝郁化火，又扰心神，甚者肝郁日久，痰热内生，上扰心神。

主症：不寐，心烦口苦，吞酸恶心，头晕头痛，严重者头重如裹。舌红，苔黄腻，脉滑数。

治法：疏肝清热，养心安神。

方药：温胆汤加减。

5. 清降失和

病因病机：肺失宣降，壅滞胸中，营卫失和，瘀血内生，脾失所养，清阳不升，升降失常，心神失养。

主症：多梦易醒，胸中憋闷，心胸烦满，气短乏力，动则加重。舌淡，苔白，脉沉细。

治法：调畅气机，养心安神。

方药：人参清肺汤合归脾汤加减。

三、典型病例

案例1：赵某，男，67岁，就诊节气：立夏

【主诉】入睡困难1周。

【现病史】患者1周前进食大量油腻及辛辣食物后，入睡困难，睡中易醒，口干，喜冷饮，大便干，2～3天1行，便臭秽。近1周无缓解。舌红，少津，苔黄腻，脉细数。

【既往史】高血压病、高脂血症病史。

【中医诊断】不寐。

【辨证】阳明燥热。

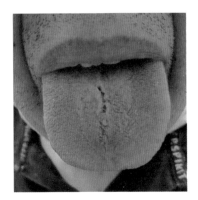

图 9-1　舌苔

【病证分析】患者老年男性，进食大量辛辣油腻食物后，食滞胃肠，阻碍气机，食滞日久，邪热内生，阳明燥结，而见便秘，大便臭秽；邪热耗气伤阴，阴虚内热，而见心烦、口干；邪热上扰心神，心神不宁，入睡困难、易醒；邪热耗气伤阴，气阴不足，心神失养，而见多梦。

【治法】清热养阴安神。

【方药】淡竹叶 10g，石膏 20g，法半夏 10g，麦冬 10g，人参 6g，炙甘草 6g，姜厚朴 30g，炒枳壳 9g，生白术 30g，火麻仁 30g，炒酸枣仁 30g。7 剂，水煎服，日 1 剂，分温 2 服。

二诊：患者服中药后大便好转，大便头略干、后不成形，略感口干，夜眠较前安稳，但仍多梦。舌边红，少津，苔薄黄，脉弦。

【方药】淡竹叶 10g，石膏 20g，法半夏 10g，麦冬 10g，人参 6g，炙甘草 6g，姜厚朴 30g，炒枳壳 9g，生白术 30g，炒酸枣仁 30g，知母 10g。7 剂，水煎服，日 1 剂，分温 2 服。

三诊：患者排便通畅，成形，夜眠安稳，仍感口干。舌淡红，苔薄白，脉弦细。

【方药】法半夏 10g，麦冬 10g，人参 10g，炙甘草 6g，生白术 30g，炒酸枣仁 30g，知母 10g，生地 20g。7 剂，水煎服，日 1 剂，分温 2 服。

【按语】患者一诊服中药后腑气通、胃气和，夜眠较前安稳。但大便头干、后不成形，口干，结合舌苔、脉象，考虑患者仍心脾两虚，心神失养，遂二诊去火麻仁，加知母养阴清虚热、茯神养心安神。三诊患者服药后睡眠安稳，大便畅快，仍感口干。考虑患者虽睡眠好转，但久病耗伤，气阴不足，阴虚内热，遂去石膏、竹叶，加生地 20g，人参加至 10g，益气养阴。

案例 2：赵某，女，59 岁，就诊节气：白露

【主诉】夜眠不安 10 余年。

【现病史】患者近 10 余年时感心烦，夜眠不安，多梦易醒，心悸，平素少气懒言，神疲乏力，腰膝酸软，劳累后自觉头昏沉，面色少华，纳食尚可，大便溏稀，每日 1～2 次，舌边尖红，苔薄白，脉沉细。

【既往史】体健。

【辅助检查】无。

【中医诊断】不寐。

【辨证】血虚火动。

【病证分析】患者老年女性，脾肾两虚。脾气不足，气血生化乏源，而见心悸、面色少华；肾气亏虚，而见神疲乏力、腰膝酸软；气血不足，清阳失养，而见劳累后头昏沉；脾失健运，运化失司，而见大便溏稀；气血不足，血虚火动，上扰心神，心神失养，而见心烦、夜眠不安，多梦易醒。舌尖红，苔薄白，脉沉细，为脾肾两虚，血虚火动之象。

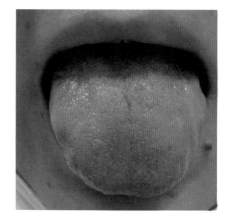

图 9-2 舌苔

【治法】养血滋阴，清热安神。

【方药】黄连 4g，黄芩 10g，阿胶 10g（烊化），白芍 15g，炒酸枣仁 30g，茯神 30g，知母 6g，川芎 10g，炙甘草 10g。14 剂，水煎服，日 1 剂，分温 2 服。

二诊：患者面色较前红润，心烦减轻，入眠较前安稳，睡眠时间延长，心悸、神疲乏力、头晕好转。大便溏稀同前，舌淡，舌体略大，苔薄白，脉沉细。

【方药】黄连 4g，黄芩 10g，阿胶 10g（烊化），白芍 15g，炒酸枣仁 30g，茯神 30g，知母 6g，川芎 10g，炙甘草 10g，生黄芪 30g，炒白术 30g，党参 10g。14 剂，水煎服，日 1 剂，分温 2 服。

三诊：患者入眠可，无心烦、心悸、神疲、乏力、头晕等不适。大便溏稀好转，舌淡红，苔薄白，脉沉细。

【方药】白芍 15g，炒酸枣仁 30g，茯神 30g，知母 6g，川芎 10g，炙甘草 10g，生黄芪 30g，炒白术 30g，党参 10g。14 剂，水煎服，日 1 剂，分温 2 服。

【按语】黄连阿胶汤，出自《伤寒论》，原文为："少阴病，得之二三日以上，心中烦，不得卧，黄连阿胶汤主之。"此患者一诊用黄连、黄芩、知母清心热；阿胶、白芍养肾阴；炒酸枣仁、茯神养心神；川芎活血养血；炙甘草调和诸药。患者服药后睡眠明显好转，神疲乏力、头晕等不适皆有减轻，但仍大便溏稀，考虑脾气不足，故加生黄芪、炒白术、党参，健脾益气。服药后患者大便溏稀好转，失眠、心烦、神疲等不适缓解，遂三诊去黄连、黄芩、知母。

案例3：刘某，女，64岁，就诊节气：立春

【主诉】失眠10余年，加重1周。

【现病史】患者近10余年夜间入睡困难，1周前与家人争吵后，入睡困难加重，睡前无困意，睡后易醒，醒后不易入睡，心烦，严重时彻夜不眠，日间头沉不清醒。平素心情急躁，易激动，时有反酸、烧心，大便不成形，小便黄。舌红，苔黄腻，脉滑数。

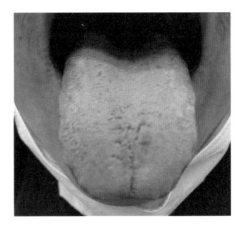

图9-3 舌苔

【既往史】高血压病史。

【辅助检查】暂无。

【中医诊断】不寐。

【辨证】肝经郁热。

【病证分析】患者平素心情急躁易怒，入睡困难，考虑为肝阳上亢，上扰心神。与家人争吵情绪激动后肝气郁滞，肝郁化火，火热上攻，心阳独亢，而见入睡困难；严重时彻夜难眠，火热上攻，耗伤心阴，因而出现睡后易醒、醒后不易入睡等现象。患者肝郁日久，痰热内生，痰火扰心而见心烦，痰热上扰清窍，而见头沉、不清醒。肝火犯胃，胃气上逆，而见反酸、烧心。肝气郁滞，横逆犯脾，运化失司，而见大便不成形。舌红、苔黄腻、脉滑数，皆为痰热之象。

【治法】疏肝清热，养心安神。

【方药】法半夏10g，竹茹15g，枳实10g，陈皮10g，茯神30g，丹参20g，炒酸枣仁30g，黄芩10g，黄连4g，炒栀子6g。14剂，水煎服，日1剂，分温2服。

二诊：服药后患者可入眠，睡眠时间短，醒后可入睡。反酸、烧心好转，大便较前成形。时感口苦，仍感头沉，小便黄，舌红，苔黄腻，脉滑数。

【方药】法半夏10g，竹茹15g，枳实10g，陈皮10g，茯神30g，丹参20g，炒酸

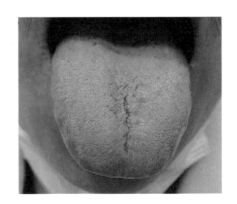

图9-4 舌苔

枣仁 30g，黄芩 10g，黄连 4g，炒栀子 6g，知母 10g，柴胡 10g，石菖蒲 10g，郁金 10g。14 剂，水煎服，日 1 剂，分温 2 服。

三诊：服药后患者睡眠困难明显好转，可入睡至天明。无反酸、烧心，无头晕。口苦减轻。小便不黄。舌淡红，苔薄黄，脉弦滑。

【方药】法半夏 10g，竹茹 15g，枳实 10g，黄芩 10g，黄连 4g，炒栀子 6g，知母 10g，柴胡 10g，石菖蒲 10g，郁金 10g。14 剂，水煎服，日 1 剂，分温 2 服。

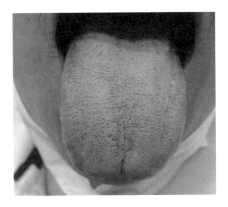

图 9-5　舌苔

【按语】患者肝经郁热，痰热内生，上扰心神。治疗以清热化痰、养心安神为主，首选温胆汤加减。一诊方中法半夏、竹茹清热化痰除烦，陈皮、枳实理气化痰，茯神健脾渗湿，黄芩、黄连清心经热，酸枣仁安神。服药后患者可入眠，睡眠时间短，醒后可入睡。反酸、烧心好转，大便较前成形。时感口苦，仍感头沉，小便黄，结合舌苔、脉象，二诊考虑患者肝郁明显，痰热扰心，故方中加柴胡疏肝，炒栀子、知母清心经热，石菖蒲、郁金化痰解郁。服药后患者睡眠困难明显好转，反酸、烧心、头晕、口苦、小便黄均好转，故三诊方中去陈皮、茯神、丹参、炒酸枣仁，结合舌苔、脉象，考虑患者仍有肝经郁热之象，中药继服 14 剂。

案例 4：张某，男，55 岁，就诊节气：芒种

【主诉】失眠 1 个月。

【现病史】1 个月前彻夜开空调，受凉后发热、咳嗽、咯黄痰，诊为肺部感染，予对症治疗 1 周后发热、咳嗽、咯痰均缓解，但患者自觉气短、乏力、多汗，动则加重，心烦胸满，夜眠不安，多梦易醒，口干喜冷饮，大便干，排便乏力，舌淡红，苔薄少津，脉沉细。

【既往史】高血压病、糖尿病病史。

【中医诊断】不寐。

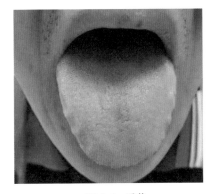

图 9-6　舌苔

【辨证】清降失和。

【病证分析】患者外感病愈后，肺气耗伤，肺失宣降，气滞胸中，而见胸闷气短乏力，动则更甚。外感病后营卫失调，故见多汗。热病愈后气阴耗伤，阴虚内热，而见口干喜冷饮，大便干，排便乏力。久病伤脾，脾失所养，升降失常，清阳不升，心神失养，而见夜眠不安，多梦易醒。舌淡红，苔薄少津，脉沉细，为气阴两虚、阴虚内热之象。

【治法】调畅气机，益气养阴安神。

【方药】地骨皮 10g，人参 10g，炒苦杏仁 10g，桑白皮 10g，知母 10g，生黄芪 20g，生白术 15g，炒酸枣仁 30g，生龙骨 30g（先煎），生牡蛎 30g（先煎），桂枝 10g，白芍 10g。14 剂，水煎服，日 1 剂，分温 2 服。

二诊：服药后患者气短、乏力、好转，多汗基本缓解，时有心烦，夜眠较前安稳，仍感口干喜冷饮，大便较前畅快，舌淡红，苔薄少津，脉沉细。

【方药】地骨皮 10g，人参 10g，炒苦杏仁 10g，桑白皮 10g，知母 10g，生黄芪 20g，生白术 15g，炒酸枣仁 30g，生龙骨 30g（先煎），生牡蛎 30g（先煎），北沙参 20g，炒栀子 6g。14 剂，水煎服，日 1 剂，分温 2 服。

三诊：患者服药后气短、乏力、多汗缓解，心烦好转，夜眠较前安稳，偶有多梦，口干好转，大便调，舌淡红，苔薄白，脉细。

【方药】人参 10g，生黄芪 20g，生白术 15g，炒酸枣仁 30g，生龙骨 30g（先煎），生牡蛎 30g（先煎），北沙参 20g，炒栀子 6g。14 剂，水煎服，日 1 剂，分温 2 服。

【按语】患者外感病愈后，气阴两虚，阴虚内热。治疗予调畅气机，益气养阴安神。一诊中桑白皮、地骨皮、知母清肺中伏火，养阴凉血；黄芪、人参、白术健脾益气、养阴生津；桂枝、白芍调和营卫；炒酸枣仁、生龙骨、生牡蛎养心安神；杏仁宣肺调肺气。二诊时患者营卫失和现象好转，但仍有阴虚内热之象，故去桂枝、白芍，加北沙参、炒栀子清心热，养肺阴。三诊时患者症状减轻，略有心脾两虚之象，故去地骨皮、桑白皮、杏仁，继服 14 剂。

四、小结

不寐，中医利用肝藏魂、肺藏魄的理论，以及睡眠时相，判断肝肺（阴阳）

的问题，调整用药。入睡困难多与中医的"火"相关。睡眠不实或多梦与中医的"气"相关。肝血足则魂藏，虚则魂越。由于肝血不足，肝皆火气，阳不能入阴，则游魂多变，入睡困难。故治疗入睡困难要注意补肝血，补肝血还要注意水养木的问题，水足济肝，肝血益旺，白芍、当归、熟地、玄参是补肝血的常用配伍用药。梦多或早醒是肺气不敛，肺主气，藏魄，肺气盛则精足魄旺，魄藏能安，肺气虚则阴精不足，肺不藏魄，则魄离梦绕。肺主肃降，降而化精魄，若金受克，肺气伤，则魄无所归而早醒。魄为阴神，乃阴精所生，藏于肺金，精魄重浊，是以沉降。所以肺不藏魄则睡眠轻浅，闻声则醒。若肺虚精弱，魄失依托，则不得安卧。所以在治疗中要注意肺气不足和金被火刑的不同而选择用药，或同时兼顾调平亦可。

另外，消化道因其平滑肌的自主性、内在神经丛、胃肠肽等形成一个完整的局部神经反射系统，我们称之为"胃神"。胃神对内通过脾阳、胃阳调节脾胃的纳运功能，通过脾阴、胃阴调节水谷精微的吸收功能。胃神对外又受到机体整体阴阳平衡和中枢神经系统（脑肠肽）的调节，故胃神又通于机体的阳神和心神，互为调平，维持机体的消化功能。所以调畅中焦气机在治疗失眠中也是关键的环节。受谷者浊，浊者注阳；受气者清，清者注阴。纳谷入胃，食物被完全消化吸收，精微物质入血为清气，输布全身营养机体。若饮食不节，残渣滞塞，留在阳腑化腐生热，使浊气壅于胃，而神浮越，扰乱心神和阳神而致寝食难安。

五、治疗体会

1. 疾病发生发展转归的体会　失眠虽由各种因素导致，但机体的生物钟导向是我们不能忽略的问题。在治疗的同时首先要教会患者养成良好的生活习惯，使其从无序的生物钟中走出来，形成良好的生物钟时相，才能帮助患者彻底摆脱失眠困扰。

阳不入阴，热扰心神，是不寐的最终病机，清心安神常常是任何一型不可忽略的方法。无论用黄连还是龙齿都不要忘了"心火"的根本，心火需要肝血来润，肝血又需要肾水滋养，所以养肝血、温肾水是善后的治疗方法。当然，心肾相交、肝血相济都离不开脾升胃降的气机斡旋功能，旋动中焦会事半功倍。

2. 临证治疗用药的体会　心烦失眠往往与热相关，如何清热需要几分讲究。如清心经热要温肾水，用熟地、肉桂使肾水上济，收复阳神；清胃热要从心经入手，用淡竹叶或栀子，撤胃火之源，熄火而不伤胃。虚火在上，用当归、白芍配知母，养血润燥以泻火；虚火在下，则用熟地、牛膝配黄柏，使肾水不沉而引火下行。人参、白术不离左右，调畅中焦是收尾工程。

下 卷

脾胃病诊治基本知识与技能

第十章　西医学胃肠功能概述

消化道是一条由口腔到肛门的中空肌肉管道，由口腔、咽、食管、胃、小肠、大肠、直肠和肛门组成，各部位之间由括约肌将它们分开。口腔、咽、食管上段和肛门的括约肌由骨骼肌（横纹肌）组成，其他括约肌均由平滑肌组成。消化道的主要功能是消化和吸收营养物质，储存和排泄代谢废物。消化道肌肉的收缩与舒张是消化功能得以正常进行的基础，消化道平滑肌的生物电调节、消化道的神经体液调节参与其中，对胃肠道起着调控和整合的作用，共同完成消化功能。任何一环出现失调，都会导致胃肠功能性疾病。胃肠道的主要病理改变是上皮吸收过程异常和平滑肌收缩功能失常。胃肠道包括三大系统：①内分泌腺系统：肠道内的分泌细胞构成了人体内最大的"内分泌腺"，其分泌细胞的分泌物不仅影响上皮、平滑肌和血管功能，而且对远端器官，如肝、胰、脑等也有影响。②神经调控系统：由肠神经的神经元组成，肠神经与中枢神经系统共同作用，对胃肠道起着调控和整合的作用。肠道神经调控系统功能失调，常常导致胃肠功能性疾病。③淋巴系统：胃肠道的免疫细胞构成了胃肠相关性淋巴系统，这是人体最大的免疫器官，其主要功能是识别胃肠道内的各种抗原。

胃肠道的功能包括运动功能、分泌功能及免疫功能，中医通常将胃肠的功能归属于脾胃功能的范畴。

一、胃肠运动功能

消化道运动功能呈阶段性，由腔内压和压力梯度构成。各段胃肠道腔内压调控胃肠腔内容物，依次从胃、小肠、结肠运送出去。腔内压是推动腔内容物前移的动力。胃肠道平滑肌的张力决定各段腔内压，胃肠的内容物从腔内压高的部位向低的部位移动。压力梯度是由各肠段平滑肌控制的生理差异决定的，胃肠道的肌电活动和传播可协调各段平滑肌的收缩。胃肠道括约肌有推动胃肠内容物向前移动及阻止逆流的作用。胃肠道的协调运动，是神经、体液对胃肠括约肌纵行及环行肌收缩与舒张共同调节的结果。

胃舒张适应容纳摄入的食物容量，胃窦碾磨食物至直径小于 1mm 的小块后，在释放消化酶的同时，分批将胃内容物送入小肠。胃底的张力调节流质食物排空，而胃窦的收缩控制固体食物排空。

小肠缓慢将食糜向前推送，同时将肠内容物和消化酶混合，使营养物质、电解质及水分得以吸收。小肠至结肠的传递时间在 40～180 分钟，同时清除脱落的细胞和细菌。

结肠进一步吸收水分、电解质，食糜转化为待排泄的粪便。进食会刺激肠内容物向口侧或肛侧移动，此种来回运动将肠内容物混合，使结肠的黏膜有更多的时间吸收水分，这些内容物会暂时储存在横结肠和乙状结肠两个部位。结肠传播性收缩将肠内容物向前快速推送，结肠内容物的半排泄传递时间为 40～60 小时。

胃肠道的运动主要靠平滑肌的收缩。消化道的肌肉，除口腔、咽、食管上端和肛门是骨骼肌外，其余均是平滑肌。消化道的平滑肌具有肌肉组织的共同特征，如兴奋性、传导性、收缩性，同时还具有其特殊的性能。

1. 对温度刺激、化学刺激和机械牵张的敏感性　消化道平滑肌对电刺激的兴奋性低，但对化学、牵张和温度刺激却特别敏感，如微量乙酰胆碱可使它收缩，肾上腺素可使它舒张。轻度的突然拉长，可引起平滑肌强烈收缩。消化道平滑肌的这一特性与其所处胃肠腔内的生理环境有关。消化道内容物对平滑肌的牵张和化学刺激是平滑肌推进和排空的自然刺激因素。当食物进入消化道后，其形态、温度就开始刺激消化道，消化道在食物的刺激下，出现推进和排空。

当吞咽食物时，食物刺激咽、食管、胃壁牵张感受器，反射性引起胃底和胃体部肌肉松弛，称为容受性舒张，如此可使胃容量与进入胃的食物量相适应，而胃内压却无明显改变，以完成容纳和贮存食物的功能。胃容受性舒张由迷走反射和肌间神经丛完成。迷走神经的抑制性纤维末梢递质可能是血管活性肠肽。

2. 紧张性收缩　消化道的平滑肌经常保持在一种微弱的紧张收缩状态，这也是胃肠道所共有的一种收缩形式。它的意义在于维持消化道腔内一定的基础压力，保持胃肠的形状和位置。

胃充盈食物后，胃壁平滑肌缓慢而持续收缩，以增强胃内压，有助于胃液与食物混合。食物对胃壁的刺激通过肌间神经丛的反射使紧张性收缩加强。当食糜进入肠管后，肠道环形肌有多处同时收缩，将肠内的食糜分割成许多节段，随后收缩部位舒张，原来舒张的部位又收缩，如此反复进行，使食糜不断地被分开，又不断地合拢。分节运动常在一段小肠内进行约 20 分钟，很少向前推进。分节运动的主要作用是使食糜与消化液充分混合，便于进行化学消化；也使食糜与肠壁紧密接触，为吸收创造良好条件；另外，挤压肠壁可有助于血液和淋巴的回流。分节运动的节律受小肠基本电节律控制，小肠上部频率较下部高。分节运动的发生不需要外来神经作用，但刺激迷走神经可使分节运动增强。

3.自动节律运动 消化道平滑肌离体后，在适宜环境内，仍能产生良好的节律性收缩与舒张，但远不如心肌那样规则，且收缩较缓慢，频率也低，每分钟数次至十余次。消化道的这种自动节律运动受其自身平滑肌基本电节律控制。如胃的蠕动和排空、小肠的蠕动、大肠的分节推进和往返运动等。

食物进入胃腔后 5 分钟，蠕动从胃中部开始，有节律地向幽门方向行进。人的胃蠕动频率约 3 次／分钟，需 1 分钟左右到达幽门。越近幽门，蠕动越强，可将一部分食糜推入十二指肠。当幽门关闭和前进的蠕动波引起远端胃窦内部升高时，进入胃窦的内容物被挤压返回，这有助于胃内容物的研磨和与胃液充分混合。当食物进入小肠内，小肠开始蠕动。蠕动可发生在小肠的任何部位，其速度为 0.5～2.0m/s，近端小肠的蠕动速度大于远端。小肠蠕动波通常只进行约数厘米即消失，称为短距离推进运动。小肠蠕动的意义是使经过分节运动作用后的食糜向前推进，到达一个新肠段，再开始分节运动。大多数蠕动波从十二指肠向回肠方向推进，这是由基本电节律的方向及频率梯度决定的。在回肠末端也可出现一种与蠕动方向相反的运动，称为逆蠕动，它可使食糜在肠管内来回移动，有利于充分消化和吸收。在小肠还有一种行进速度快（2～25cm/s）、传播较远的蠕动，称为蠕动波。蠕动波可以把食糜从小肠起始端一直推送至小肠末端，甚至到达大肠。蠕动波可能由进食时吞咽动作或食糜进入十二指肠而引起。当食糜进入大肠时，大肠的运动形式基本与小肠相似，除蠕动外，还有两种运动形式：①分节推进运动：是一个结肠袋或一段结肠收缩，其内容物被推移至下一肠段的运动。进食后运动增多，可将肠内容物向肛门端推进；②袋状往返运动：由环行肌无规律收缩引起。它可使结肠黏膜折叠成袋，并使袋内容物向两个方向作短距离运动，但不向前推进。这种运动可使肠内容物得到充分混合，是空腹时的一种常见运动形式。在大肠，还有一种进行很快且前进很远的蠕动，称为集团蠕动。它通常开始于横结肠，将一部分大肠内容物推送至降结肠或乙状结肠。集团蠕动常见于进食后，最常发生在早餐后 60 分钟内，可能是食物充满胃或十二指肠，通过胃－结肠反射或十二指肠－结肠反射所致。其作用是将结肠内容物迅速向肛门端推进，当推至直肠时，可产生便意。

4.伸展性　消化道平滑肌可以适应较大的伸展。这个特性对于一个中空的容纳器官而言，具有重要生理意义。如胃可以容纳数倍于空胃体积的食物。

二、胃肠分泌功能

胃肠的分泌功能依赖于消化腺。消化腺包括存在于消化道黏膜的许多腺体和附属于消化道的唾液腺、胰腺和肝脏。人体每日分泌的消化液总量达 6～8L。消化液的主要成分是水，还有其他一些无机物和有机物，后者包括各种消化酶、黏液、抗体等。

消化液的主要功能：①分解食物中的营养物质；②为各种消化酶提供适宜的 pH 环境；③稀释食物，使消化道内容物的渗透压与血浆渗透压接近，有利于营养物的吸收；④所含的黏液、抗体等有保护消化道黏膜的作用。

人体健康时，消化道的上皮细胞可以吸收液体、电解质和营养素，病变时则可以分泌大量液体和电解质。上皮细胞更新很快，寿命不超过 1 周，环境因素与基因相互作用，可以导致发生肿瘤。胃肠道最常见的疾病多由激素、旁分泌介质和肠神经系统调控的整合功能紊乱所致，不过肠道这种分泌失常引起的综合征（如非溃疡性消化不良），远远多于有明确解剖学含义的疾病。

1.胃的分泌　胃黏膜有三种外分泌腺：贲门腺，属于黏液腺。泌酸腺分布于胃底和胃体部，主要由壁细胞、主细胞和颈黏液细胞组成，分别分泌盐酸、胃蛋白酶原和黏液，壁细胞还分泌内因子。幽门腺，含有黏液细胞和 G 细胞，前者分泌黏液、HCO_3^- 及胃蛋白酶原，后者分泌促胃液素。此外，每种腺体还含有干细胞，分布于腺体颈区，分裂后的子代细胞可迁移至黏膜表面，分化成上皮细胞，也可向腺体下端迁移，分化成壁细胞、黏液细胞和 G 细胞。主细胞由细胞有丝分裂而来，当损伤后进行修复时，也可从干细胞分化而来。

2.小肠的分泌　小肠内有两种腺体，即十二指肠腺和小肠腺，前者分布于十二指肠上段，后者分布于整个小肠。十二指肠腺分泌富含黏液和水的碱性液体，其主要作用是保护十二指肠黏膜免受消化液的消化，以及与胰液、胆汁一起中和进入十二指肠的胃酸。小肠腺和小肠绒毛上皮细胞中的杯状细胞分泌的黏液，起润滑和保护小肠黏膜的作用。小肠腺中的肠上皮细胞分泌含大量水和电解质的等渗液，其分泌量约为 1.8L/d，分泌液的 pH 为 7.5 ～ 8.0。小肠液分泌后又被小肠绒毛再吸收。这种液体从腺体分泌到绒毛吸收的循环为小肠内营养物质的吸收提供了运载工具。

从小肠腺分泌入肠腔内的消化酶可能只有肠激酶一种，它能激活胰蛋白酶原。但在小肠黏膜上皮细胞表面，特别是绒毛上皮细胞表面含有各种消化酶，如分解小肽的肽酶，分解中性脂肪的脂肪酶和 4 种分解二糖的酶，即蔗糖酶、麦芽糖酶、异麦芽糖酶和乳糖酶。这些酶可催化在绒毛外表面的食物分解，分解产物随后进入小肠上皮细胞内。因此，小肠本身对食物的消化是在小肠上皮细胞的刷状缘或上皮细胞内进行的。

3. 大肠的分泌　大肠内含有许多大肠腺，可分泌大量的黏液。此外，大肠上皮细胞还分泌水、K^+、HCO_3^-，因此大肠液是一种碱性的黏性液体，pH 为 8.3 ～ 8.4。大肠黏液可润滑粪便，减少食物残渣对肠黏膜的摩擦；黏液还可粘连结肠的内容物，有助于粪便的形成，减少或阻止粪便中的大量细菌对肠壁的影响；碱性的大肠液还可中和粪便内细菌活动产生的酸，并阻止其向外扩散，保护大肠壁不受其侵蚀。当大肠受到严重的细菌感染导致肠炎时，黏膜除正常分泌碱性的黏性溶液外，还分泌大量的水和电解质，其生理意义在于稀释大肠内的刺激因子，促进粪便迅速通过大肠（腹泻），从而冲刷肠道刺激因素，促进肠炎的好转。

大肠液的分泌主要由食物残渣对肠壁的直接机械刺激或通过局部神经丛反射所引起。刺激副交感神经（盆神经）可引起远端大肠分泌黏液明显增加，刺激结肠的交感神经能使大肠液分泌减少。

三、胃肠免疫功能

胃肠道的免疫细胞构成了胃肠相关性淋巴系统。它的主要功能是识别到达胃肠道的各种抗原，从中鉴定出哪些可以不予理会（如共生菌丛），哪些需要做出重大免疫反应（如病原菌蛋白）。肠免疫系统对于系统性自身免疫病和免疫耐受性的发生也具有一定作用。

总之，胃肠平滑肌受到包括中枢神经、局部神经及激素间神经体液的调控，协调平滑肌收缩及肠内容物的运送。

第十一章　胃肠道疾病主要症状

一、恶心呕吐

恶心是一种即将呕吐的令人不愉快的感觉，呕吐是胃内容物经口强烈喷射。恶心与呕吐可单独发生，多数情况下相继出现，先恶心，再呕吐。胃部的器质性病变如胃炎、幽门痉挛与梗阻，最易引起恶心呕吐。梗阻性疾病（如肠梗阻）几乎都会发生呕吐。呕吐与脾胃有关。胃在膈上，脾在膈下。根据呕吐特点及伴随症状的不同，可分为胃源性呕吐和脾源性呕吐。胃源性呕吐表现为食入即吐，也可见朝食暮吐、暮食朝吐。胃的排空根据食入物的不同，所需要排空时间不同。一般胃的排空需要 0.5 ～ 3 小时。例如水入胃，需要半小时排空，肉入胃需要 3 小时排空。所有食入即吐说明食物没有到达肠道，吃进去就吐出来。"朝食暮吐、暮食朝吐"，即早上吃了晚上吐出来、晚上吃了第二天早上吐出来，例如幽门梗阻，食物很难到达肠中。胃阳不足的呕吐，常伴有上腹部胀满。脾源性呕吐的特点是餐后 1 ～ 2 小时呕吐，食物由胃进入小肠后出现呕吐。脾阳不足的呕吐常常伴有下腹部的胀满，即"腹满而吐"。脾阳不足，运化乏力，食滞肠间，肠内压增大，食物由肠入胃，而后呕出。

二、嗳气

嗳气是进入胃内的空气过多而自口腔溢出的现象。频繁嗳气多因精神因素、饮食习惯不良（如进食水过急过快）、吞咽动作过多等引起，也可由于消化道特别是胃、十二指肠、胆道疾患所致。食物在肠道产酸产气，胃阳不足的人常嗳气，常伴胃脘的胀闷不适，即痞证。若胃中停滞水饮，则为水痞；停滞饮食，则为食痞；气滞胃中，则为气痞。

三、反酸

反酸是由于胃的逆蠕动导致酸性胃液反流至口腔的现象，多由于食管下括约肌功能不全引起。正常机体的胃中会有少量气体，胃中的气体主要来源于吞咽食物时进来的气体和食物残渣腐化时产生的气体。当人体消化功能正常时，气体和食物会随着胃的蠕动排空进入肠腔被吸收或排出。当胃中食量较大或气体较多时，会因胃的收缩，胃中压力增加，冲破贲门而呃出，出现反酸。

四、腹痛

腹痛是常见的胃肠道症状。表现为不同性质的疼痛和腹部不适感。当消化器官膨胀、肌肉痉挛、腹膜刺激、血供失常时常见腹痛症状。腹部绞痛是由于空腔器官病变所引起。临床上一般将腹痛按起病缓急、病程长短分为急性腹痛和慢性腹痛。

急性腹痛的常见病因：①腹腔器官急性炎症：急性胃炎、急性肠炎、急性胰腺炎、急性出血坏死性肠炎、急性胆囊炎、急性阑尾炎等。②空腔脏器阻塞或扩张：肠梗阻、肠套叠、胆道结石、胆道蛔虫病、泌尿系统结石等。③脏器扭转或破裂：肠扭转、绞窄性肠梗阻、胃肠穿孔、肠系膜或大网膜扭转、卵巢囊肿蒂扭转、肝破裂、脾破裂，异位妊娠破裂等。④腹膜炎症：多由胃肠穿孔引起，少部分为自发性腹膜炎。⑤腹腔内血管阻塞：缺血性肠病、腹主动脉瘤及门静脉血栓形成等。⑥腹壁疾病：腹壁挫伤、脓肿及腹壁皮肤带状疱疹。⑦胸腔疾病所致的腹部牵涉性痛：大叶性肺炎、肺梗死、心绞痛、心肌梗死、急性心包炎、胸膜炎、食管裂孔疝、胸椎结核。⑧全身性疾病所致的腹痛：腹型过敏性紫癜、糖尿病酮症酸中毒、尿毒症、铅中毒、血卟啉病等。

慢性腹痛的常见病因：①腹腔脏器慢性炎症：慢性胃炎、十二指肠炎、慢性胆囊炎及胆道感染、慢性胰腺炎、结核性腹膜炎、溃疡性结肠炎、Crohn 病等。②消化道运动障碍：功能性消化不良、肠易激综合征及胆道运动功能障碍等。③胃、十二指肠溃疡。④腹腔脏器扭转或梗阻：慢性胃扭转、肠扭转、十二指肠壅滞症、慢性肠梗阻。⑤脏器包膜的牵张：实质性器官因病变肿胀，导致包膜张力增加而发生的腹痛，如肝淤血、肝炎、肝脓肿、肝癌等。⑥中毒与代谢障碍：铅中毒、尿毒症等。⑦肿瘤压迫及浸润：以恶性肿瘤居多，与肿瘤不断生长、压迫和侵犯感觉神经有关。

腹痛的机制可分为三种，即内脏性腹痛、躯体性腹痛和牵涉痛。

1. 内脏性腹痛　是腹腔内某一器官的痛觉信号由交感神经传入脊髓引起。其疼痛特点为：①疼痛部位不确切，接近腹中线；②疼痛感觉模糊，多为痉挛、不适、钝痛、灼痛；③常伴恶心、呕吐、出汗等其他自主神经兴奋症状。

2. 躯体性腹痛　是由来自腹膜壁层及腹壁的痛觉信号，经体神经传至脊神经根，反映到相应脊髓节段所支配的皮肤所引起。其特点是：①定位准确，可在腹部一侧；②程度剧烈而持续；③可有局部腹肌强直；④腹痛可因咳嗽、体位变化而加重。

3. 牵涉痛　指内脏性疼痛牵涉到身体体表部位，即内脏痛觉信号传至相应脊髓节段，引起该节段支配的体表部位疼痛。特点：①定位明确；②疼痛剧烈；③有压痛、肌紧张及感觉过敏等。对牵涉痛的理解有助于判断疾病的部位和性质。熟悉神经分布与腹部脏器的关系对疾病的定位诊断有利。临床上不少疾病的腹痛涉及多种机制，如急性阑尾炎早期疼痛在脐周或上腹部，常有恶心、呕吐，为内脏性疼痛。随着疾病的进展，持续而强烈的炎症刺激影响相应脊髓节段的躯体传入纤维，出现牵涉痛，疼痛转移至右下腹麦氏点。当炎症进一步发展波及腹膜壁层，则出现躯体性疼痛，程度剧烈，伴以压痛、肌紧张及反跳痛。

五、腹胀

腹胀是常见的消化系统症状，可以是一种主观上的感觉，感觉腹部的一部分或全腹部胀满，也可以是一种客观上的检查所见，发现腹部一部分或全腹部膨隆。腹胀的原因有胃肠积气、食积或积粪、腹水、腹内肿物、胃肠运动功能失调等。本书所述腹胀为功能性腹胀，是指反复发作的腹部胀满感、压迫感或者气体堵胀感（功能性腹胀），和（或）可观测到（客观的）腹围增大（功能性腹部膨隆）。功能性腹胀的发病机制尚不十分清楚，有学者认为功能性腹胀的发病可能与肠道气体生成量增多、胃肠运动功能异常、内脏敏感性改变、精神心理因素异常、食物（乳糖等）不耐受、肠道菌群改变、腹壁肌肉张力减弱等诸多因素有关。有人研究了腹胀与食物发酵和肠内气体产生量的关系，表明了腹胀并不一定与气体产生量的增加有关，而可能与肠道气体运动紊乱、肠道对内容物的感觉障碍等有关。

六、腹泻

腹泻是由于肠蠕动加速、肠分泌增多和吸收障碍所致，多见于肠道疾患。腹泻伴水样或粥样粪便提示小肠病变，如结肠炎症、溃疡或肿瘤。粪便的 60% ～ 90% 是水，健康成年人每日的粪便量 100 ～ 200g，这取决于不被吸收食物的量（主要为糖类）。腹泻的定义是每日的大便量大于 200g。腹泻的原因很多，但大多数腹泻源于一些基本机制。

我们都知道，正常情况下，经口摄入和胃肠道分泌的水分 99% 被小肠和结肠吸收，总量每日为 9 ～ 10L。所以，当肠道渗透压负荷增加、肠道分泌增加、食物与肠道接触时间或食物吸收表面积减少，均可导致水分的吸收减少，而排泄增多。如：摄入过量食物或不易消化的食物、炎症性肠病导致肠道黏膜受损和渗出物刺激肠腔、多种分泌物和细菌毒素影响肠道细胞功能等都可以导致腹泻。

根据小肠和结肠的功能，我们可以进一步加以区分。小肠的分泌障碍或吸收不良多为水样腹泻，大量的水分在小肠来不及吸收就被排出，表现为水泻。结肠分泌或吸收障碍多为溏泄，即大便稀溏成糊状，有时含有大量的黏液，镜检未见异常，禁食不能缓解。腹泻常与脾胃相关。

腹泻常由胃、脾和小肠的功能失调引起。可分为胃源性腹泻、脾源性腹泻。胃源性腹泻常见于急性胃炎，由胃阳不足引起，泻下物完谷不化伴臭如败卵。脾源性腹泻也可称为小肠源性腹泻，由脾阳不足引起，下利清谷，可不伴酸臭。脾源性腹泻常在餐后 1 ～ 2 小时出现。食物经过胃肠道的消化后还没来得及吸收就排出，大便呈水样。

七、便秘

便秘是指大便次数减少，一般每周少于 3 次，伴排便困难、粪便干结。便秘是临床上常见的症状，多长期持续存在，影响生活质量，病因多样，以肠道疾病最为常见，但诊断时应慎重排除其他病因。便秘多数反映结肠平滑肌、腹肌、膈肌及肛提肌张力减低、肠梗阻和直肠反射减弱或消失，也可由于结肠缺乏驱动性蠕动或出口梗阻所致。常见于虚弱性疾病、不良的排便习惯、功能性便秘等情况。临床上便秘可分为功能性便秘、器质性便秘。

功能性便秘常见原因：①进食量少、食物缺乏纤维素或水分不足，对结肠运动的刺激减少；②因工作紧张、生活节奏过快、工作性质和时间变化、精神因素等干扰了正常的排便习惯；③结肠运动功能紊乱：常见于肠易激综合征，系由结肠及乙状结肠痉挛引起，部分患者可表现为便秘与腹泻交替；④腹肌及盆腔肌张力差，排便推动力不足，难以将粪便排出体外；⑤滥用泻药，形成药物依赖，造成便秘；⑥老年体弱，活动过少，肠痉挛致排便困难；⑦结肠冗长。

器质性便秘的常见病因：①直肠与肛门病变引起肛门括约肌痉挛、排便疼痛，造成惧怕排便，如痔疮、肛裂、肛周脓肿和溃疡、直肠炎等。②局部病变导致排便无力：如大量腹水、膈肌麻痹、系统性硬化症、肌营养不良等。③结肠完全或不完全性梗阻：结肠良、恶性肿瘤，Crohn 病，先天性巨结肠，各种原因引起的肠粘连、肠扭转、肠套叠等。④腹腔或盆腔内肿瘤压迫：如子宫肌瘤。⑤全身性疾病使肠肌松弛、排便无力：尿毒症、糖尿病、甲状腺功能减退症、脑血管意外、截瘫、多发性硬化、皮肌炎等。此外，血卟啉病及铅中毒引起肠肌痉挛，亦可导致便秘。⑥药物副作用：应用吗啡类药、抗胆碱能药、钙通道阻滞剂、神经阻滞剂、镇静剂、抗抑郁药以及含钙、铝的制酸剂等使肠肌松弛也可引起便秘。

食物在消化道经消化吸收后，剩余的食糜残渣从小肠输送至结肠，在结肠内再将大部分水分和电解质吸收，形成粪团，最后输送至乙状结肠及直肠，通过一系列的排便活动将粪便排出体外。从形成粪团到产生便意和排便动作的各个环节，均可因神经系统活动异常、肠平滑肌病变及肛门括约肌功能异常或病变而发生便秘。

就排便过程而言，其生理活动包括：①粪团在直肠内膨胀所致的机械性刺激，引起便意及排便反射和随后一系列肌肉活动；②直肠平滑肌的推动性收缩；③肛门内、外括约肌的松弛；④腹肌与膈肌收缩使腹压增高，最后将粪便排出体外。若上述任何一环节存在缺陷即可导致便秘。

便秘发生机制中，常见的因素有：①摄入食物过少特别是纤维素和水分摄入不足，致肠内食糜和粪团的量不足以刺激肠道的正常蠕动；②各种原因引起的肠道内肌肉张力减低和蠕动减弱；③肠蠕动受阻致肠内容物滞留而不能下排，如肠梗阻；④排便过程的神经及肌肉活动障碍，如排便反射减弱或消失、肛门括约肌痉挛、腹肌及膈肌收缩力减弱等。

急性便秘者多有腹痛、腹胀甚至恶心、呕吐，多见于各种原因的肠梗阻；慢性便秘多无特殊表现，部分患者诉口苦、食欲减退、腹胀、下腹不适或有头晕、头痛、疲乏等神经紊乱症状，但一般不重。严重者排出粪便坚硬如羊粪，排便时可有左腹部或下腹痉挛性疼痛及下坠感，可在左下腹触及痉挛之乙状结肠。长期便秘者可因痔加重及肛裂而有大便带血或便血，患者亦可因此而紧张、焦虑。慢性习惯性便秘多发生于中老年人，尤其是经产妇女，可能与肠肌、腹肌及盆底肌的张力降低有关。

八、消化道出血

消化道出血的常见症状表现为呕血、黑便、便血。呕血和黑便提示上消化道（包括食管、胃、十二指肠、胆道）出血。每日出血量大于 60mL 才会有黑便。上消化道出血量大且胃肠排空加速时，也可排出鲜血。便血来源于下消化道（包括小肠、结肠）出血，常呈暗红色。下消化道出血的部位越接近肛门，大便排出的血液越新鲜。消化道出血患者往往表现出典型的症状和体征，足以引起内科医生的注意。呕血是呕出大量血，通常呕血表明上消化道出血，但如果血液流经靠近屈氏韧带的消化道时也可被呕出。呕血的血液常来自食管、胃、十二指肠，偶尔来自鼻咽部、肺部甚至胰腺。当血液与胃酸混合一段时间后常出现咖啡渣样物，此时出血速度往往低于大量呕血者。有典型呕血症状且由于上消化道出血引起者可达 10%，其余 90% 出血患者出血部位可远至回盲瓣而没有任何直接的症状和体征。当出血部位靠近十二指肠韧带时可出现呕血和咖啡样物；呕血还可见于鼻咽部、支气管、肝脏或胰腺。黑便，是指黑色、液状、柏油样的便，黑便常表明上消化道出血，也可出现于小肠中下段，甚至靠近结肠部位的出血。便血则常见于末段小肠或结肠的出血，便中带有黑红色血液的情况往往见于出血部位靠近胃的肠道且出血速度快。除了表现失血症状外，上消化道出血患者常有头晕、目眩、大汗或者晕厥。慢性出血患者常有缺铁性贫血的症状，如面色苍白、呼吸困难和虚弱无力。

对胃肠道出血的患者必须马上进行评估和急救。其中休克的出现和体位改变后的血压变化是评价出血严重程度的最精确指标。休克表明失血量达 15%～20%，随体位变化，如脉压增大表明至少失血 10%～15%；对于那些能正常仰卧位，有胃肠道出血症状或体征的患者，进行坐、立位血压测试是非常有必要的。还有一些临床诊断指标可表明胃肠道出血患者的严重程度，比如，呕血和（或）呕咖啡样物的快速失血患者通常伴有便频、肠鸣音亢进、便色从黑色到黑红色的改变。

十二指肠溃疡并出血者，小部分被呕出或可被胃管吸出，大部分直接进入胃肠道，便中带有血块或呈鲜红色明确表明有活动性出血。对活动性出血来说，红细胞比积和血红蛋白浓度并不能表明出血程度。因为红细胞比积下降后，血浆必定与细胞外液或备用静脉内液进行平衡，而具较低水平红细胞比积的患者仍能保持血流动力学的相对稳定。鉴于上述原因，一定不要过分依赖此两项指标，特别是面对活动性失血时。

将近 10% 的血流动力学意义上的便血病例是继发于上消化道部位的出血，特别是消化性溃疡。消化性溃疡是上消化道出血最常见的原因，其中 50% 为轻度出血，35% 可为严重出血。溃疡出血常不伴有烧灼痛，尤以老人多见。食管或胃底曲张静脉出血（占上消化道出血的 1/3）常伴有（但不总是）已知的或可疑的慢性肝病，大部分人有诸如肝大而硬、大量腹水、肝掌和肌肉萎缩等肝病体征。然而，坏死后肝硬化患者往往缺乏慢性肝病的上述表现，曲张出血常表现为迅速出血，偶尔带有大量黑色血块的反流而无呕吐，然而，也可伴有呕吐咖啡渣样物和黑便。M-S 瓣（位于胃肠连接处，可引起小量或严重出血的比例分别为 5% 和 20%）出血前常有剧烈干呕，继之而来就是起初小量，渐渐增多的呕血。酒精引起的胃炎常表现为不能被食物或止酸剂缓解的上腹部不适。与胃炎相关的出血症状和体征与溃疡引起的出血相似，可发生于反流性胃炎，特别是发生在具有长期反流病史的患者身上。酒精成瘾者或患者有时会出现由于食管炎导致的快速出血，而没有任何前驱的胸骨后烧灼感。胃肠道恶性肿瘤，例如食管癌、胃癌和沃特壶腹癌，则很少导致能引起血流动力学改变的上消化道出血。上消化道出血的罕见原因包括：①腹主动脉粥样硬化性动脉瘤导致的主动脉十二指肠瘘，通常需修复性移植治疗。②慢性肾疾病和后天动脉扩张。③与其他系统性疾病有关的扩张。例如遗传性出血性毛细血管扩张症（OskerWeber– Rendu 综合征）。胰腺假性囊肿的患者可能会出现提示上消化道出血的症状和体征，但出血实际来自邻近器官。偶尔临床医师会遇到扩张浅表动脉、十二指肠憩室和某种 AIDS 相关性疾病（巨细胞病毒感染相关性溃疡、卡波西肉瘤和淋巴瘤）引起的出血。

下消化道出血出现血流动力学表现的所有病例中大约 1/4 的病因是结肠憩室。憩室出血以无痛和大量便血为特征。结肠癌和结肠息肉常表现为便血，特别是当病变位于远侧乙状结肠和直肠时。大约 20% 的下消化道出血的病例中黑便是由结肠肿瘤引起的，只是结肠近端息肉和结肠癌常导致缺铁性贫血和频繁的黑便或血便。溃疡性结肠炎和克隆氏病患者通常表现为血性腹泻和里急后重感，而且通常有一个长期存在的肠炎病史。发生在明显的不正常的浅表血管的下消化道出血，我们称之为血管曲张。不常见的下消化道出血的原因还包括主动脉小肠瘘、回肠的 Mechel 憩室和肠系膜静脉曲张。

第十二章　腹诊

腹诊时，让患者仰卧于床上，两手自然放在身体两侧，头部垫起，大致与身体呈一平面，袒露胸腹，全身放松，体态自然，待其情绪安定后，进行查体。目前临床上有两种腹部分区方法：四分区法和九分区法。我们在结合中医脏腑辨证后常用九分区法。下面从中西医角度分别介绍腹诊方法。

一、西医腹诊

西医解剖学将腹部划分为九个区：把肋骨下缘相连，横向画一条线，下面以两侧髂前上棘为两点画一条线，两条垂直线通过左右髂前上棘至腹中线连线的中点。这样整个腹部就被我们分成了九个区域。右上腹部（右季肋区）：肝右叶、胆囊、结肠肝曲、右肾、右肾上腺。右侧腹部（右腰区）：升结肠、空肠、右肾。右下腹部（右髂区）：盲肠、阑尾、回肠末端、淋巴结，女性右侧卵巢和输卵管，男性右侧精索。上腹部：胃、肝左叶、十二指肠、胰头、胰体、横结肠、腹主动脉、大网膜。中腹部（脐区）：十二指肠、空肠、回肠、下垂的胃或横结肠、肠系膜及淋巴结、输尿管、腹主动脉、大网膜。下腹部（耻骨上区）：回肠、乙状结肠、输尿管、胀大的膀胱、女性增大的子宫。左上腹部（左季肋区）：脾、胃、结肠脾曲、胰尾、左肾、左肾上腺。左侧腹部（左腰区）：降结肠、空肠、回肠、左肾。左下腹部（左髂区）：乙状结肠、淋巴结，女性左侧卵巢和输卵管，男性左侧精索。

下面我们按照视诊、听诊、触诊、叩诊的顺序依次向大家介绍。

1. 视诊　进行腹部视诊前，嘱患者排空膀胱，取低枕仰卧位，两手自然置于身体两侧，充分暴露全腹，上自剑突，下至耻骨联合，躯体其他部分应遮盖，注意保暖，暴露时间不宜过长，以免腹部受凉引起不适。光线宜充足而柔和，从前侧方射入视野，有利于观察腹部表面的器官轮廓、肿块、肠型和蠕动波等。医师应站立于患者右侧，按一定顺序自上而下地观察腹部，有时为了查出细小隆起或蠕动波，医师应将视线降低至腹平面，从侧面呈切线方向进行观察。腹部视诊的主要内容有腹部外形、呼吸运动、腹壁静脉、胃肠型和蠕动波以及腹壁其他情况等。

（1）腹部外形：应注意腹部外形是否对称，有无全腹或局部的膨隆或凹陷，有腹水或腹部肿块时，还应测量腹围的大小。健康正常成年人平卧时，前腹壁大致处于肋缘与耻骨联合同一平面或略为低凹，称为腹部平坦，坐起时脐以下部分稍前凸。肥胖者或小儿（尤其餐后）腹部外形较饱满，前腹壁稍高于肋缘与耻骨联合的平面，称为腹部饱满。消瘦者及老年人，因腹壁皮下脂肪较少，腹部下陷，前腹壁稍低于肋缘与耻骨联合的平面，称为腹部低平，这些都属于正常腹部外形。

①腹部膨隆：平卧时前腹壁明显高于肋缘与耻骨联合的平面，外观呈凸起状，称腹部膨隆，可因生理状况如肥胖、妊娠，或病理状况如腹水、腹内积气、巨大肿瘤等引起。因情况不同又可表现为以下几种。

a.全腹膨隆：弥漫性膨隆之腹部呈球形或椭圆形，除因肥胖、腹壁皮下脂肪明显增多，脐凹陷外，因腹腔内容物增多所致者腹壁无增厚，受腹压影响使脐凸出。常见于下列情况。

腹水：腹腔内有大量积液称腹水，平卧位时腹壁松弛，液体下沉于腹腔两侧，致侧腹壁明显膨出扁而宽，称为蛙腹。侧卧或坐位时，因液体向下移动而使腹下部膨出。常见于肝硬化门静脉高压症。腹水量多致腹压增高，此时可使脐部凸出，亦可见于心力衰竭、缩窄性心包炎、腹膜癌转移（肝癌、卵巢癌多见）、肾病综合征、胰源性腹水或结核性腹膜炎等。腹膜有炎症或肿瘤浸润时，腹部常呈尖凸型，称为尖腹。

腹内积气：腹内积气多在胃肠道内，大量积气可引起全腹膨隆，使腹部呈球形，两侧腰部膨出不明显，移动体位时其形状无明显改变，见于各种原因引起的肠梗阻或肠麻痹。积气在腹腔内，称为气腹，见于胃肠穿孔或治疗性人工气腹，前者常伴有不同程度的腹膜炎症。

腹内巨大肿块：如足月妊娠、巨大卵巢囊肿、畸胎瘤等，亦可引起全腹膨隆。当全腹膨隆时，为观察其程度和变化，常需测量腹围。方法：患者排尿后平卧，用软尺经脐绕腹一周，测得的周长即为腹围（脐周腹围），通常以"厘米"为单位，还可以测其腹部最大周长（最大腹围），同时记录。在同样条件下测量比较，可以观察腹腔内容物（如腹水）的变化。

b.局部膨隆：腹部的局限性膨隆常因为脏器大、腹内肿瘤或炎性肿块、胃或肠胀气以及腹壁上的肿物和疝等。视诊时应注意膨隆的部位、外形，是否随呼吸而移位或随体位而改变，有无搏动等。脏器大一般都在该脏器所在部位，并保持该脏器的外形特征，如脾脏切迹等。

上腹中部膨隆常见于肝左叶大、胃癌、胃扩张（如幽门梗阻、胃扭转）、胰腺肿瘤或囊肿等。右上腹膨隆常见于肝大（肿瘤、脓肿、淤血等）、胆囊大及结肠肝曲肿瘤等。左上腹膨隆常见于脾大、结肠脾曲肿瘤或巨结肠。腰部膨隆见于多囊肾、巨大肾上腺肿瘤、肾盂大量积水或积脓。脐部膨隆常因脐疝、腹部炎症性肿块（如结核性腹膜炎致肠粘连）引起。下腹膨隆常见于子宫增大（妊娠、子宫肌瘤等）、膀胱胀大，后者在排尿后可以消失。右下腹膨隆常见于回盲部结核或肿瘤及阑尾周围脓肿等。左下腹膨隆见于降结肠及乙状结肠肿瘤，亦可因干结粪块所致。此外，还可因游走下移的肾脏或女性患者的卵巢癌或囊肿而致下腹部膨隆。有时局部膨隆是由于腹壁上的肿块（如皮下脂肪瘤、纤维瘤、结核性脓肿等）而非腹腔内病变造成。其鉴别方法是嘱患者仰卧位作屈颈抬肩动作，使腹壁肌肉紧张，如肿块更加明显，说明肿块位于腹壁上。反之，如肿块变得不明显或消失，说明其位于腹腔内，被收缩变硬的腹肌所掩盖。

局部膨隆近圆形者，多为囊肿、肿瘤或炎性肿块（后者有压痛亦可边缘不规则）；呈长形者，多为肠管病变如肠梗阻、肠扭转、肠套叠或巨结肠症等。膨隆有搏动者可能是动脉瘤，亦可能是位于腹主动脉上面的脏器或肿块传导其搏动。膨隆随体位变更而明显移位者，可能为游走的脏器（肾、脾等）、带蒂肿物（卵巢囊肿等）或大网膜、肠系膜上的肿块。腹壁或腹膜后肿物（神经纤维瘤、纤维肉瘤等）一般不随体位变更而移位。随呼吸移动的局部膨隆多为膈下脏器或其肿块。在腹白线、脐、腹股沟或手术瘢痕部位于腹压增加时出现膨隆，而卧位或降低腹压后消失者，为各部位的可复性疝。

②腹部凹陷：仰卧时前腹壁明显低于肋缘与耻骨联合的平面，称腹部凹陷。凹陷亦分全腹和局部，但以前者意义更为重要。

a.全腹凹陷：患者仰卧时前腹壁明显凹陷，见于消瘦和脱水者。严重时前腹壁凹陷几乎贴近脊柱，肋弓、髂嵴和耻骨联合显露，使腹外形如舟状，称舟状腹，见于恶病质，如结核病、恶性肿瘤等慢性消耗性疾病。吸气时出现腹凹陷见于膈肌麻痹和上呼吸道梗阻。早期急性弥漫性腹膜炎引起腹肌痉挛性收缩，膈疝时腹内脏器进入胸腔，都可导致全腹凹陷。

b. 局部凹陷：较少见，多由于手术后腹壁瘢痕收缩所致，患者立位或加大腹压时，凹陷可更明显。白线疝（腹直肌分裂）、切口疝于卧位时可见凹陷，但立位或加大腹压时，局部反而膨出。

（2）呼吸运动：正常人可以见到呼吸时腹壁上下起伏，吸气时上抬，呼气时下陷，即为腹式呼吸运动，男性及小儿以腹式呼吸为主，而成年女性则以胸式呼吸为主，腹壁起伏不明显。腹式呼吸减弱常因腹膜炎症、腹水、急性腹痛、腹腔内巨大肿物或妊娠等。腹式呼吸消失常见于胃肠穿孔所致急性腹膜炎或膈肌麻痹等。腹式呼吸增强不多见，常为癔症性呼吸或胸腔疾病（如大量积液等）。

（3）腹壁静脉：正常人腹壁皮下静脉一般不显露，在较瘦或皮肤白皙的人腹壁才隐约可见，皮肤较薄而松弛的老年人可见静脉显露于皮肤，但常为较直条纹，并不迂曲，属正常。其他使腹压增加的情况（如腹水、腹腔巨大肿物、妊娠等）也可见静脉显露。腹壁静脉曲张（或扩张）常见于门静脉高压致循环障碍或上、下腔静脉回流受阻而有侧支循环形成时，此时腹壁静脉可显而易见或迂曲变粗，称为腹壁静脉曲张。门静脉高压显著时，于脐部可见到一簇曲张静脉向四周放射，形如水母头，常在此处听到静脉血管杂音。为辨别腹壁静脉曲张的来源，需要检查其血流方向。正常时脐水平线以上的腹壁静脉血流自下向上经胸壁静脉和腋静脉而进入上腔静脉，脐水平以下的腹壁静脉自上向下经大隐静脉而流入下腔静脉。门静脉高压时，腹壁曲张静脉常以脐为中心向四周伸展，血液经脐静脉（胚胎时的脐静脉于胎儿出生后闭塞而成圆韧带，此时再通）脐孔而入腹壁浅静脉流向四方。下腔静脉阻塞时，曲张的静脉大多分布在腹壁两侧，有时在臀部及股部外侧，脐以下的腹壁浅静脉血流方向也转流向上。上腔静脉阻塞时，上腹壁或胸壁的浅静脉曲张血流方向均转流向下，借简单的指压法即可鉴别。

检查血流方向可选择一段没有分支的腹壁静脉，医师将右手示指和中指并拢压在静脉上，然后一只手指紧压静脉向外滑动，挤出该段静脉内血液，至一定距离后（7.5～10cm）放松该手指，另一手指紧压不动，看静脉是否充盈，如迅速充盈，则血流方向是从放松的一端流向紧压手指的一端。再同法放松另一手指，观察静脉充盈速度，即可看出血流方向。

（4）胃肠型和蠕动波：正常人腹部一般看不到胃和肠的轮廓及蠕动波形，除非腹壁菲薄或松弛的老年人、经产妇或极度消瘦者可能见到。胃肠道发生梗阻时，梗阻近端的胃或肠段饱满而隆起，可显出各自的轮廓，称为胃型或肠型，并伴有该部位的蠕动加强，可以看到蠕动波。胃蠕动波自左肋缘下开始，缓慢地向右推进，到达右腹直肌旁（幽门区）消失，此为正蠕动波。有时尚可见到自右向左的逆蠕动波。肠梗阻时亦可看到肠蠕动波，小肠梗阻所致的蠕动波多见于脐部，严重梗阻时，胀大的肠袢呈管状隆起，横行排列于腹中部，组成多层梯形肠型，并可看到明显的肠蠕动波，运行方向不一，此起彼伏，全腹膨胀，听诊时可闻高调肠鸣音或呈金属音调。结肠远端梗阻时，其宽大的肠型多位于腹部周边，同时盲肠多胀大成球形，随每次蠕动波的到来而更加隆起。如发生了肠麻痹，则蠕动波消失。在观察蠕动波时，从侧面观察更易察见，亦可用手轻拍腹壁而诱发之。

（5）腹壁其他情况

①皮疹：不同种类的皮疹提示不同的疾病，充血性或出血性皮疹常出现于发疹性高热疾病或某些传染病（如麻疹、猩红热、伤寒、斑疹伤寒）及药物过敏等。紫癜或荨麻疹可能是过敏性疾病全身表现的一部分。一侧腹部或腰部的疱疹（沿脊神经走行分布）提示带状疱疹的诊断。

②色素：正常情况下，腹部皮肤颜色较暴露部位稍淡，散在点状深褐色色素沉着，常为血色病。皮肤皱褶处（如腹股沟及系腰带部位）有褐色素沉着，可见于肾上腺皮质功能减退。胁腹部皮肤蓝色，为血液自腹膜后间隙渗到侧腹壁的皮下所致，称为格雷特纳征，可见于急性重型胰腺炎和肠绞窄。脐周围或下腹壁皮肤发蓝为腹腔内大出血的征象，称为库伦征，见于宫外孕破裂等。腹部和腰部不规则的斑片状色素沉着，见于多发性神经纤维瘤。妇女妊娠时，在脐与耻骨之间的中线上有褐色素沉着，常持续至分娩后才逐渐消退。此外，长久的热敷，腹部可留下红褐色环状或地图样痕迹，类似皮疹，需注意辨别。

③腹纹：多分布于下腹部和左、右下腹部，白纹为腹壁真皮结缔组织因张力增高断裂所致，呈银白色条纹，可见于肥胖者或经产妇女。妊娠纹出现于下腹部和髂部，下腹部者以耻骨为中心略呈放射状，条纹处皮肤较薄，在妊娠期呈淡蓝色或粉红色，产后则转为银白色而长期存在。紫纹是皮质醇增多症的常见征象，出现部位除下腹部和臀部外，还可见于股外侧和肩背部。由于糖皮质激素引起蛋白分解增强和被迅速沉积的皮下脂肪膨胀，真皮层中结缔组织胀裂，以致紫纹处的真皮萎缩变薄，上面覆盖一层薄薄的表皮，而此时因皮下毛细血管网丰富，红细胞偏多，故条纹呈紫色。

④瘢痕：腹部瘢痕多为外伤、手术或皮肤感染的遗迹，有时对诊断和鉴别很有帮助，特别是某些特定部位的手术瘢痕，常提示患者的手术史。如右下腹McBurney点处切口瘢痕标志曾行阑尾手术，右上腹直肌旁切口瘢痕标志曾行胆囊手术，左上腹弧形切口瘢痕标志曾行脾切除术等。

⑤疝：腹部疝可分为腹内疝和腹外疝两大类，前者少见，后者较多见。为腹腔内容物经腹壁或骨盆壁的间隙或薄弱部分向体表凸出而形成。脐疝多见于婴幼儿，成人则可见于经产妇或有大量腹水的患者；先天性腹直肌两侧闭合不良者可有白线疝；手术瘢痕愈合不良处可有切口疝；股疝位于腹股沟韧带中部，多见于女性；腹股沟疝则偏于内侧。男性腹股沟斜疝可下降至阴囊，该疝在直立位或咳嗽用力时明显，至卧位时可缩小或消失，亦可以手法还纳，如有嵌顿则可引起急性腹痛。

⑥脐部：脐部凸出或凹陷的意义已如前述，脐部分泌物呈浆液性或脓性，有臭味，多为炎症所致。分泌物呈水样，有尿味，为脐尿管未闭的征象。脐部溃烂，可能为化脓性或结核性炎症；脐部溃疡如呈坚硬、固定而凸出，多为癌肿所致。

⑦腹部体毛：男性胸骨前的体毛可向下延伸达脐部。男性阴毛的分布多呈三角形，尖端向上，可沿前正中线直达脐部；女性阴毛为倒三角形，上缘为一水平线，止于耻骨联合上缘处，界限清楚。腹部体毛增多或女性阴毛呈男性型分布见于皮质醇增多症和肾上腺性变态综合征。腹部体毛稀少见于腺垂体功能减退症、黏液性水肿和性腺功能减退症。

⑧上腹部搏动：大多由腹主动脉搏动传导而来，可见于正常人较瘦者。腹主动脉瘤和肝血管瘤时，上腹部搏动明显。二尖瓣狭窄或三尖瓣关闭不全引起右心室增大，亦可见明显的上腹部搏动。

2.听诊　腹部听诊时，将听诊器膜型体件置于腹壁上，全面听诊各区，尤其注意上腹部、中腹部、腹部两侧及肝、脾各区。听诊内容主要有：肠鸣音、血管杂音、摩擦音和搔刮试验等。

（1）肠鸣音：肠蠕动时，肠管内气体和液体随之流动，产生一种断断续续的咕噜声（或气过水声）称为肠鸣音。通常以右下腹部作为肠鸣音听诊点，在正常情况下，肠鸣音每分钟4～5次，其频率声响和音调变异较大，餐后频繁而明显，休息时稀疏而微弱，只有靠医师的经验来判断是否正常。肠蠕动增强时，肠鸣音每分钟可达10次以上，但音调不特别高亢，称肠鸣音活跃，见于急性胃肠炎、服泻药后或胃肠道大出血时；如次数多且肠鸣音响亮、高亢，甚至呈叮当声或金属音，称肠鸣音亢进，见于机械性肠梗阻。此类患者肠腔扩大，积气增多，肠壁胀大变薄，且极度紧张，与亢进的肠鸣音可产生共鸣，因而在腹部可听到高亢的金属性音调。如肠梗阻持续存在，肠壁肌肉劳损，肠壁蠕动减弱，肠鸣音亦减弱，或数分钟才听到一次，称为肠鸣音减弱，也可见于老年性便秘、腹膜炎、电解质紊乱（低血钾）及胃肠动力低下等。如持续听诊2分钟以上未听到肠鸣音，用手指轻叩或搔弹腹部仍未听到肠鸣音，称为肠鸣音消失，见于急性腹膜炎或麻痹性肠梗阻。

（2）血管杂音：腹部血管杂音对诊断某些疾病有一定作用，因此在听诊中不应忽视。血管杂音有动脉性和静脉性杂音。动脉性杂音常在腹中部或腹部两侧。腹中部的收缩期血管杂音（喷射性杂音）常提示腹主动脉瘤或腹主动脉狭窄。前者可触到该部搏动的肿块；后者则搏动减弱，下肢血压低于上肢，严重者触不到足背动脉搏动。如收缩期血管杂音在左、右上腹，常提示肾动脉的狭窄，可见于年轻的高血压患者。如该杂音在下腹两侧，应考虑髂动脉狭窄。当左叶肝癌压迫肝动脉或腹主动脉时，也可在肿块部位听到吹风样杂音或在肿瘤部位（较表浅时）听到轻微的连续性杂音。静脉性杂音为连续性潺潺声，无收缩期与舒张期性质。常出现于脐周或上腹部，尤其是腹壁静脉曲张严重处，此音提示门静脉高压（常为肝硬化引起）时的侧支循环形成，称克吕韦耶—鲍姆加滕综合征。

（3）摩擦音：在脾梗死致脾周围炎、肝周围炎或胆囊炎累及局部腹膜等情况下，可在深呼吸时于各相应部位听到摩擦音，严重时可触及摩擦感。腹膜纤维渗出性炎症时，亦可在腹壁听到摩擦音。

3. 触诊　触诊是腹部检查的主要方法，对腹部体征的认知和疾病的诊断具有重要意义，可以进一步确定视诊所见，又可为叩诊、听诊提示重点。有些体征如腹膜刺激征、腹部肿块、脏器大等主要靠触诊发现。在腹部触诊时，各种触诊手法都能用到。为使腹部触诊达到满意的效果，患者应排尿后取低枕仰卧位，两手自然置于身体两侧，两腿屈起并稍分开，以使腹肌尽量松弛，做张口缓慢腹式呼吸，吸气时横膈向下而腹部上抬隆起，呼气时腹部自然下陷，可使膈下脏器随呼吸上下移动。检查肝脏、脾脏时，可分别取左、右侧卧位。检查肾脏时可用坐位或立位。检查腹部肿瘤时还可用肘膝位。医师应站立于患者右侧，面对患者，前臂应尽量与腹部表面处在同一水平，检查时手要温暖，指甲剪短，先以全手掌放于腹壁上部，使患者适应片刻，并感受腹肌紧张度。然后以轻柔动作按顺序触诊，一般自左下腹开始逆时针方向至右下腹，再至脐部，依次检查腹部各区。原则是先触诊健康部位，逐渐移向病变区域，以免造成患者感受的错觉。边触诊边观察患者的反应与表情，对精神紧张或有痛苦者给予安慰和解释。亦可边触诊边与患者交谈，可转移其注意力而减少腹肌紧张，以保证顺利完成检查。

腹部触诊应用到基本检查方法中所列各种触诊手法。浅部触诊使腹壁压陷约1cm，用于发现腹壁的紧张度、表浅的压痛、肿块、搏动和腹壁上的肿物等（如皮下脂肪瘤、结节等）。深部触诊使腹壁压陷至少2cm以上，有时可达4～5cm，以了解腹腔内脏器情况，检查压痛、反跳痛和腹内肿物等。包括深压触诊，以探测腹腔深在病变的压痛点和反跳痛；滑动触诊在被触及脏器或肿块上进行上下、左右的滑动触摸，以探知脏器或肿块的形态和大小；双手触诊常用于肝、脾、肾和腹腔内肿块的检查，检查盆腔的双合诊亦属此例；浮沉触诊又称冲击触诊，用于大量腹水时检查深部的脏器或肿物；钩指触诊多用于肝、脾触诊。

（1）腹壁紧张度：正常人腹壁有一定张力，但触之柔软，较易压陷，称腹壁柔软，有些人（尤其儿童）因不习惯触摸或怕痒而发笑致腹肌自主性痉挛，称肌卫增强，在适当诱导或将患者的手夹在医师两手间进行触诊，转移注意力后可消失，不属异常。某些病理情况可使全腹或局部腹肌紧张度增加或减弱。

①腹壁紧张度增强：全腹壁紧张可分为几种情况。由于腹腔内容物增加如肠胀气或气腹，腹腔内大量腹水（多为漏出液或血性漏出液）者，触诊腹部张力可增加，但无肌痉挛，也无压痛。如因急性胃肠穿孔或脏器破裂所致急性弥漫性腹膜炎，腹膜受刺激而引起腹肌痉挛，腹壁常有明显紧张，甚至强直僵硬如木板，称板状腹；结核性炎症或其他慢性病变由于发展较慢，对腹膜刺激缓和，且有腹膜增厚和肠管、肠系膜的粘连，故形成腹壁柔韧而具抵抗力，不易压陷，称柔韧感，此征亦可见于腹膜转移癌。局部腹壁紧张常见于腹内脏器炎症波及腹膜，如上腹或左上腹肌紧张常见于急性胰腺炎，右上腹肌紧张常见于急性胆囊炎，右下腹肌紧张常见于急性阑尾炎，但也可见于胃穿孔，此系胃穿孔时胃内容物顺肠系膜右侧流至右下腹，引起该部的肌紧张和压痛。年老体弱、腹肌发育不良、大量腹水或过度肥胖的患者，腹膜虽有炎症，但腹壁紧张可不明显，盆腔脏器炎症也不引起明显腹壁紧张。

②腹壁紧张度减低：多因腹肌张力降低或消失所致。检查时腹壁松软无力，

失去弹性，全腹紧张度减低，见于慢性消耗性疾病或大量放腹水后，亦见于经产妇或年老体弱、脱水患者。脊髓损伤所致腹肌瘫痪和重症肌无力可使腹壁张力消失。局部紧张度降低较少见，多由于局部的腹肌瘫痪或缺陷（如腹壁疝等）。

（2）压痛及反跳痛：正常腹部触摸时不引起疼痛，重按时仅有一种压迫感。真正的压痛来自腹壁或腹腔内的病变。腹壁病变比较表浅，可借抓捏腹壁或仰卧位做屈颈抬肩动作使腹壁肌肉紧张时触痛更明显，而有别于腹腔内病变引起者。腹腔内的病变，如脏器的炎症、淤血、肿瘤、破裂、扭转以及腹膜的刺激（炎症、出血等）等均可引起压痛，压痛的部位常提示存在相关脏器的病变。阑尾炎早期局部可无压痛，以后才有右下腹压痛。胰体和胰尾的炎症和肿瘤，可有左腰部压痛。胆囊的病变常有右肩胛下区压痛。此外，胸部病变如下叶肺炎、胸膜炎、心肌梗死等也常在上腹部或季肋部出现压痛。盆腔疾病如膀胱、子宫及附件的疾病可在下腹部出现压痛。一些位置较固定的压痛点常反映特定的疾病，如位于右锁骨中线与肋缘交界处的胆囊点压痛标志胆囊的病变。位于脐与右髂前上棘连线中、外 1/3 交界处的麦氏点压痛标志阑尾的病变等。当医师用右手压迫左下腹降结肠区，相当于麦氏点对称部位，再用左手按压其上端使结肠内气体传送至右下腹盲肠和阑尾部位，如引起右下腹疼痛，则为罗夫辛征阳性，提示右下腹部有炎症。当遇下腹痛腹部触诊无明显压痛时，嘱患者左侧卧位，两腿伸直，并使右下肢被动向后过伸，如发生右下腹痛，称为腰大肌征阳性，提示炎症阑尾位于盲肠后位。当医师用手触诊腹部出现压痛后，用并拢的 2 ～ 3 个手指（示指、中指、环指）压于原处稍停片刻，使压痛感觉趋于稳定，然后迅速将手抬起，如此时患者感觉腹痛骤然加重，并常伴有痛苦表情或呻吟，称为反跳痛。反跳痛是腹膜壁层已受炎症累及的征象，当突然抬手时腹膜被激惹所致，是腹内脏器病变累及邻近腹膜的标志。疼痛也可发生在远离受试的部位，提示局部或弥漫性腹膜炎。腹膜炎患者常有腹肌紧张、压痛与反跳痛，称腹膜刺激征，亦称腹膜炎三联征。当腹内脏器炎症尚未累及壁层腹膜时，可仅有压痛而无反跳痛。

（3）脏器触诊：腹腔内重要脏器较多，如肝、脾、胆囊、胰腺、肾、膀胱及胃肠等，在其发生病变时，常可触到脏器增大或局限性肿块，对诊断有重要意义。

①肝脏触诊：肝脏触诊主要用于了解肝脏下缘的位置和肝脏的质地、表面、边缘及搏动等。触诊时，患者处于仰卧位，两膝关节屈曲，使腹壁放松，并做较深腹式呼吸以使肝脏在膈下上下移动。医师立于患者右侧，用单手或双手触诊。

其中单手触诊法较为常用，这里我们进行重点介绍。

医师将右手四指并拢，掌指关节伸直，与肋缘大致平行地放在右上腹部（或脐右侧）估计肝下缘的下方，随患者呼气时，手指压向腹壁深部，吸气时，手指缓慢抬起，朝肋缘向上迎触下移的肝缘，如此反复进行，手指逐渐向肋缘移动，直到触到肝缘或肋缘为止。需在右锁骨中线及前正中线上分别触诊肝缘，并测量其与肋缘或剑突根部的距离，以"厘米"表示。触诊肝脏时需注意：最敏感的触诊部位是示指前端的桡侧，并非指尖端。故应以示指前外侧指腹接触肝脏。检查腹肌发达者时，右手宜置于腹直肌外缘稍外处向上触诊，否则肝缘易被掩盖或将腹直肌腱划误认为肝缘。触诊肝脏需密切配合呼吸动作，于吸气时手指上抬速度一定要落后于腹壁的抬起，而呼气时手指应在腹壁下陷前提前下压，这样就可能有两次机会触到肝缘。当右手示指上移到肋缘仍未触到肝脏时，如右腹部较饱满，应考虑巨大肝脏，手指可能自始即在肝脏上面，故触不到肝缘，应下移初始触诊的部位自髂前上棘或更低的平面开始。如遇腹水患者，深部触诊法不能触及肝脏时，可应用浮沉触诊法，即用并拢三个手指垂直在肝缘附近冲击式连续按压数次，待排开腹水后脏器浮起时常可触及肝脏。此法在进行脾脏和腹部肿块触诊时亦可应用。

鉴别易误为肝下缘的其他腹腔内容物：①横结肠：为横行索条状物，可用滑行触诊法于上腹部或脐水平触到上、下缘，与肝缘感觉不同。②腹直肌腱划：有时酷似肝缘，但左右两侧对称，不超过腹直肌外缘，且不随呼吸上下移动。③右肾下极：位置较深，边缘圆钝，不向两侧延展，触诊手指不能探入其后掀起下缘。

触诊肝脏时，应仔细体会并描述下列内容。

a. 大小：正常成人的肝脏，一般在肋缘下触不到，但腹壁松软的瘦长体型者，于深吸气时可于肋弓下触及肝下缘，在 1cm 以内。在剑突下可触及肝下缘，多在 3cm 以内，在腹上角较锐的瘦高者剑突根部下可达 5cm，但是不会超过剑突根部至脐距离的中、上 1/3 交界处。如超出上述标准，肝脏质地柔软，表面光滑，且无压痛，则首先应考虑肝脏下移，此时可用叩诊法叩出肝上界，如肝上界也相应降低，肝上下径正常，则为肝脏下移，如肝上界正常或升高，则提示肝大。肝脏下移常见于内脏下垂，肺气肿、右侧胸腔大量积液导致膈肌下降。肝大可分为弥漫性及局限性，有时可作图表示。弥漫性肝大见于病毒性肝炎、肝淤血、脂肪肝、早期肝硬化、布-加综合征、白血病、血吸虫病、华支睾吸虫病等。局限性肝大见于肝脓肿、肝肿瘤及肝囊肿（包括肝棘球蚴病）等。肝脏缩小见于急性和亚急性重型肝炎，门静脉性肝硬化晚期，病情极为严重。

b.质地：一般将肝脏质地分为三级：质软、质韧（中等硬度）和质硬。正常肝脏质地柔软，如触撅起之口唇；急性病毒性肝炎及脂肪肝时肝质地稍韧，慢性病毒性肝炎及肝淤血，质韧如触鼻尖；肝硬化质硬，肝癌质地最坚硬，如触前额。肝脓肿或囊肿有液体时呈囊性感，大而表浅者可能触到波动感。

c.边缘和表面状态：触及肝脏时应注意肝脏边缘的厚薄，是否整齐，表面是否光滑、有无结节。正常肝脏边缘整齐，且厚薄一致，表面光滑。肝边缘圆钝常见于脂肪肝或肝淤血。肝边缘锐利，表面扪及细小结节，多见于肝硬化。肝边缘不规则，表面不光滑，呈不均匀的结节状，见于肝癌、多囊肝和肝棘球蚴病。肝表面呈大块状隆起者，见于巨块型肝癌或肝脓肿。肝呈明显分叶状者，见于肝梅毒。

d.压痛：正常肝脏无压痛，如果肝包膜有炎性反应或因肝大受到牵拉，则有压痛。轻度弥漫性压痛见于病毒性肝炎、肝淤血等，局限性剧烈压痛见于较表浅的肝脓肿（常在右侧肋间隙处）。叩击时可有叩击痛。当右心衰竭引起肝淤血增大时，用手压迫增大肝脏可使颈静脉怒张更明显，称为肝颈静脉回流征阳性。检查方法是嘱患者卧床，头垫一枕，张口平静呼吸，避免 Valsalva 憋气动作。如有颈静脉怒张者，应将床头抬高 $30° \sim 45°$，使颈静脉怒张水平位于颈根部。医师右手掌紧贴于右上腹肝区，逐渐加压持续 10 秒，同时观察颈静脉怒张程度。正常人颈静脉不扩张，或施压之初可有轻度扩张，但迅即下降到正常水平。右心衰竭患者颈静脉持续而明显怒张，但停止压迫肝脏后下降（至少 $4cmH_2O$），称肝颈静脉回流征阳性。其发生机制是因为压迫淤血的肝脏使回心血量增加，已充血之右心房不能接受回心血液而使颈静脉压被迫上升所致。

e.搏动：正常肝脏以及因炎症、肿瘤等原因引起的肝脏大并不伴有搏动。凡肝大未压迫到腹主动脉，或右心室未增大到向下推压肝脏时，均不出现肝脏搏动。如果触到肝脏搏动，应注意其为单向性抑或扩张性。单向性搏动常为传导性搏动，系因肝脏传导了其下面的腹主动脉的搏动所致，故两手掌置于肝脏表面有被推向上的感觉。扩张性搏动为肝脏本身的搏动，见于三尖瓣关闭不全，由于右心室的收缩搏动通过右心房、下腔静脉而传导至肝脏，使其呈扩张性，如置两手掌于肝脏左右叶，或两手分放于肝脏前后两面，即可感到两手被推向两侧的感觉，称为扩张性搏动。

f.肝区摩擦感：检查时将右手的掌面轻贴于肝区，让患者做腹式呼吸动作。正常时掌下无摩擦感。肝周围炎时，肝表面和邻近的腹膜可因有纤维素性渗出物而变得粗糙，两者的相互摩擦可用手触知，为肝区摩擦感，听诊时亦可听到肝区摩擦音。

g.肝震颤：检查时需用浮沉触诊法。手指掌面稍用力按压肝囊肿表面片刻，如感到一种微细的震动感，称为肝震颤，也可用左手中间三指按压在肝囊肿表面，中指重压，示指和环指轻压，再用右手中指叩击左手中指第 2 指骨的远端，每叩一次，叩指应在被叩指上停留片刻，用左手的示指和环指感触震动感觉，肝震颤见于肝棘球蚴病。其发生机制为包囊中的多数子囊浮动，撞击囊壁而形成震颤。此征虽不常出现，但有其特殊意义。由于肝脏病变的性质不同，物理性状也各异，故触诊时必须逐项仔细检查，认真体验，综合判断其临床意义。如急性病毒性肝炎时，肝脏可轻度增大，表面光滑，边缘钝，质稍韧，但有充实感及压痛。肝淤血时，肝脏可明显增大，且大小随淤血程度变化较大，表面光滑，边缘圆钝，质韧，也有压痛，肝颈静脉回流征阳性为其特征。脂肪肝所致肝大，表面光滑，质软或稍韧，但无压痛。肝硬化的早期肝脏常增大，晚期则缩小，质较硬，边缘锐利，表面可能触到小结节，无压痛。肝癌时肝脏逐渐增大，质地坚硬如石，边缘不整，表面高低不平，可有大小不等的结节或巨块，压痛和叩痛明显。

②脾脏触诊：正常情况下脾脏不能触及。内脏下垂或左侧胸腔积液、积气时膈下降，可使脾脏向下移位。除此以外，能触到脾脏则提示脾脏增大至正常 2 倍以上。脾脏明显增大而位置又较表浅时，用右手单手触诊稍用力即可查到。如果增大的脾脏位置较深，应用双手触诊法进行检查，患者仰卧，两腿稍屈曲，医师左手绕过患者腹前方，手掌置于其左胸下部第 9 ～ 11 肋处，试将其脾脏从后向前托起，并限制了胸廓运动，右手掌平放于脐部，与左肋弓大致呈垂直方向，自脐平面开始配合呼吸，如同触诊肝脏一样，迎触脾尖，直至触到脾缘或左肋缘为止。在脾脏轻度增大而仰卧位不易触到时，可嘱患者取右侧卧位，双下肢屈曲，此时用双手触诊则容易触到。脾脏触诊比较困难，初学者常不能掌握要领以致漏诊。需注意按压不要太重，否则可能将脾脏挤开。脾脏增大形态不一，有的很薄很软，触到后也常不易察觉。有的呈狭长形，紧贴腰肌前面，故需沿左肋缘仔细触诊，认真体会。亦可站于患者左肩旁，用钩指触诊法，以单手或双手在肋缘触诊脾脏

边缘。脾脏增大的测量法如下。

a. 第Ⅰ线测量：指左锁骨中线与肋缘交点至脾下缘的距离，以"厘米"表示（下同）。脾脏轻度增大时只做第Ⅰ线测量。

b. 第Ⅱ线测量和第Ⅲ线测量：脾脏明显增大时，应加测第Ⅱ线和第Ⅲ线，前者系指左锁骨中线与肋缘交点至脾脏最远点的距离（应大于第Ⅰ线测量），后者指脾右缘与前正中线的距离。如脾脏高度增大向右越过前正中线，则测量脾右缘至前正中线的最大距离，以"+"表示；未超过前正中线，则测量脾右缘与前正中线的最短距离，以"—"表示。

临床记录中，常将脾大分为轻、中、高三度。脾缘不超过肋下 2cm 为轻度增大；超过 2cm，在脐水平线以上为中度增大；超过脐水平线或前正中线则为高度增大，即巨脾。脾脏高度增大时，应加测第Ⅱ线、第Ⅲ线，并作图表示。触到脾脏后除注意大小外，还要注意它的质地、边缘和表面情况、有无压痛及摩擦感等，这些常可提示引起脾脏增大的某些病因。脾脏切迹为其形态特征，有助于鉴别诊断。脾脏轻度增大常见于急、慢性病毒性肝炎、伤寒、粟粒型结核、急性疟疾、感染性心内膜炎及败血症等，一般质地柔软。脾脏中度增大常见于肝硬化、疟疾后遗症、慢性淋巴细胞白血病、慢性溶血性黄疸、淋巴瘤、系统性红斑狼疮等，质地一般较硬。脾脏高度增大，表面光滑者，见于慢性粒细胞白血病、黑热病、慢性疟疾和骨髓纤维化等。表面不光滑而有结节者，见于淋巴瘤和恶性组织细胞病。脾脏表面有囊性肿物者，见于脾囊肿。脾脏压痛见于脾脓肿、脾梗死等。脾周围炎或脾梗死时，由于脾包膜有纤维素性渗出，并累及壁层腹膜，故脾脏触诊时有摩擦感并有明显压痛，听诊时也可闻及摩擦音。

③胆囊触诊：胆囊触诊可用单手滑行触诊法或钩指触诊法进行操作。正常时胆囊隐存于肝脏之后，不能触及。胆囊大时方超过肝缘及肋缘，此时可在右肋缘下腹直肌外缘处触到。增大的胆囊一般呈梨形或卵圆形，有时较长，呈布袋形，表面光滑，张力较高，常有触痛，随呼吸上下移动。如增大胆囊呈囊性感，并有明显压痛，常见于急性胆囊炎。胆囊大呈囊性感，无压痛者，见于壶腹周围癌。胆囊大，有实性感者，见于胆囊结石或胆囊癌。胆囊疾患时，其增大情况亦有不同，有时胆囊有炎症，但未增大到肋缘以下，触诊不能查到胆囊，此时可探测胆囊触痛。检查时医师用左手掌平放于患者右胸下部，以拇指指腹勾压于右肋下胆囊点处，然后嘱患者缓慢深吸气，在吸气过程中，发炎的胆囊下移时碰到用力按

压的拇指，即可引起疼痛，此为胆囊触痛，如因剧烈疼痛而致吸气中止，称墨菲征阳性。在胆总管结石胆道阻塞时，可发生明显黄疸，但胆囊常不大，此因慢性炎症使囊壁纤维化而皱缩，且与周围组织粘连而失去移动性所致。由于胰头癌压迫胆总管导致胆道阻塞、黄疸进行性加深，胆囊也显著增大，但无压痛，称为库瓦西耶征阳性。

④肾脏触诊：检查肾脏一般用双手触诊法。可采取仰卧位或立位。卧位触诊右肾时，嘱患者两腿屈曲并做较深腹式呼吸，医师立于患者右侧，以左手掌托起其右腰部，右手掌平放在右上腹部，手指方向大致平行于右肋缘对右肾进行深部触诊，于患者吸气时双手夹触肾脏。如触到光滑钝圆的脏器，可能为肾下极，如能在双手间握住更大部分，则略能感知其蚕豆状外形，此时患者常有酸痛或类似恶心的不适感。触诊左肾时，左手越过患者腹前方从后面托起左腰部，右手掌横置于患者左上腹部，依前法双手触诊左肾。如患者腹壁较厚或配合动作不协调，以致右手难以压向后腹壁时，可采用下法触诊：患者吸气时，用左手向前冲击后腰部，如肾下移至两手之间时，则右手有被顶推的感觉；与此相反，也可用右手指向左手方向做冲击动作，左手也可有同样的感觉而触及肾脏。如卧位未触及肾脏，还可让患者站立床旁，医师于患者侧面用两手前后联合触诊肾脏。当肾下垂或为游走肾时，立位较易触到肾脏。正常人肾脏一般不易触及，有时可触到右肾下极。身材瘦长者、肾下垂、游走肾或肾脏代偿性增大时，肾脏较易触到。在深吸气时能触到1/2以上的肾脏即为肾下垂。有时右侧肾下垂易误认为肝大，左侧肾下垂易误认为脾大，应注意鉴别。如肾下垂明显并能在腹腔各个方向移动时称为游走肾。肾脏大见于肾盂积水或积脓、肾肿瘤、多囊肾等。当肾盂积水或积脓时，肾脏的质地柔软而富有弹性，有时有波动感。多囊肾时，一侧或两侧肾脏为不规则形增大，有囊性感。肾肿瘤则表面不平，质地坚硬。

⑤膀胱触诊：正常膀胱空虚时隐存于盆腔内，不易触到。只有当膀胱积尿，充盈胀大时，才越出耻骨上缘而在下腹中部触到。膀胱触诊一般采用单手滑行触诊法。在仰卧屈膝情况下医师以右手自脐开始向耻骨方向触摸，触及肿块后应详查其性质，以便鉴别其为膀胱、子宫或其他肿物。膀胱胀大多由积尿所致，呈扁圆形或圆形，触之囊性感，不能用手推移。按压时憋胀有尿意，排尿或导尿后缩小或消失。借此可与妊娠子宫、卵巢囊肿及直肠肿物等鉴别。膀胱胀大最多见于尿道梗阻（如前列腺肥大或癌）、脊髓病（如截瘫）所致的尿潴留。也见于昏迷、

腰椎或骶椎麻醉后、手术后局部疼痛患者。如长期尿潴留致膀胱慢性炎症，导尿后膀胱常不能完全回缩。当膀胱有结石或肿瘤时，如果腹壁菲薄柔软，可用双手触诊法，右手示指戴手套插入直肠内向前方推压，左手四指在耻骨联合上施压，可在腹腔的深处耻骨联合的后方触到肿块。

⑥胰腺触诊：胰腺位于腹膜后，位置深而柔软，故不能触及。在上腹部相当于第1、2腰椎处，胰头及胰颈位于中线偏右，而胰体、胰尾在中线左侧。当胰腺有病变时，则可在上腹部出现体征。在上腹中部或左上腹有横行呈带状压痛及肌紧张，并涉及左腰部者，提示胰腺炎症；如起病急同时有胁腹部皮下淤血而发蓝，则提示急性重型胰腺炎。如在上腹部触及质硬而无移动性横行条索状的肿物时，应考虑为慢性胰腺炎。如呈坚硬块状，表面不光滑似有结节，则可能为胰腺癌。癌发生于胰头部者，可出现梗阻性黄疸及胆囊大而无压痛。在上腹部肋缘下或左上腹部触到囊性肿物，多为胰腺假性囊肿。但要注意胃在胰腺前面，故此区肿物需与胃部肿瘤鉴别。

（4）腹部肿块：除以上脏器外，腹部还可能触及一些肿块。包括增大或异位的脏器、炎症性肿块、囊肿、肿大淋巴结，以及良、恶性肿瘤，胃内结石、肠内粪块等，因此应注意鉴别。首先应将正常脏器与病理性肿块区别开来。

①正常腹部可触到的结构

a.腹直肌肌腹及腱划：在腹肌发达者或运动员的腹壁中上部可触到腹直肌肌腹，隆起略呈圆形或方块，较硬，其间有横行凹沟，为腱划，易误为腹壁肿物或肝缘。但其在中线两侧对称出现，较浅表，于屈颈抬肩腹肌紧张时更明显，可与肝脏及腹腔内肿物区别。

b.腰椎椎体及骶骨岬：形体消瘦及腹壁薄软者，在脐附近中线位常可触到骨样硬度的肿块，自腹后壁向前凸出，有时可触到其左前方有搏动，此即腰椎（L_4-L_5）椎体或骶骨岬（S_1向前凸出处）。初学者易将其误为后腹壁肿瘤。在其左前方常可查到腹主动脉搏动，宽度不超过3.5cm。

c.乙状结肠粪块：正常乙状结肠用滑行触诊法常可触到，内存粪便时明显，为光滑索条状，无压痛，可被手指推动。当有干结粪块滞留于内时，可触到类圆形肿块或较粗索条，可有轻压痛，易误为肿瘤。为鉴别，可于肿块部位皮肤上做标志，隔日复查，如于排便或洗肠后肿块移位或消失，即可明确。

d.横结肠：正常较瘦的人，于上腹部可触到一中间下垂的横行索条，腊肠样粗细，光滑柔软，滑行触诊时可推动，即为横结肠。有时横结肠可下垂达脐部或以下，呈"U"字形，因其上、下缘均可触知，故仔细检查不难与肝缘区别。

e. 盲肠：除腹壁过厚者外，大多数人在右下腹 McBurney 点稍内上部位可触到盲肠。正常时触之如圆柱状，其下部为梨状扩大的盲端，稍能移动，表面光滑，无压痛。

②异常包块：如在腹部触到上述内容以外的肿块，则应视为异常，多有病理意义。触到这些肿块时需注意下列各点。

a. 部位：某些部位的肿块常来源于该部的脏器，如上腹中部触到肿块常为胃或胰腺的肿瘤、囊肿或胃内结石（可以移动）。右肋下肿块常与肝和胆有关。两侧腹部的肿块常为结肠和肾的肿瘤。脐周或右下腹不规则、有压痛的肿块常为结核性腹膜炎所致肠粘连。下腹两侧类圆形、可活动、具有压痛的肿块可能系腹腔淋巴结肿大。如位置较深、坚硬不规则的肿块则可能系腹膜后肿瘤。卵巢囊肿多有蒂，故可在腹腔内游走。腹股沟韧带上方的肿块可能来自卵巢及其他盆腔器官。

b. 大小：凡触及的肿块均应测量其上下（纵长）、左右（横宽）和前后径（深厚）。前后径难以测出时，可大概估计，明确大小，以便于动态观察。为了形象化，也可以用公认大小的实物来比喻，如拳头、鸡蛋、核桃等。巨大肿块多发生于卵巢、肾、肝、胰和子宫等实质性脏器，且以囊肿居多。腹膜后淋巴结结核和肿瘤也可达到很大的程度。胃、肠道肿物很少超过其内腔横径，因为未达横径长度就已出现梗阻。如肿块大小变异不定，甚至自行消失，则可能是痉挛、充气的肠祥所引起。

c. 形态：触到肿块应注意其形状、轮廓、边缘和表面情况。圆形且表面光滑的肿块多为良性，以囊肿或淋巴结居多。形态不规则，表面凸凹不平且坚硬者，应多考虑恶性肿瘤、炎性肿物或结核性肿块。索条状或管状肿物，短时间内形态多变者，多为蛔虫团或肠套叠。如在右上腹触到边缘光滑的卵圆形肿物，应疑为胆囊积液。左上腹肿块有明显切迹多为脾脏。

d. 质地：肿块若为实质性的，其质地可能柔韧、中等硬或坚硬，见于肿瘤、炎性或结核浸润块，如胃癌、肝癌、回盲部结核等。肿块若为囊性，质地柔软，见于囊肿、脓肿，如卵巢囊肿、多囊肾等。

e. 压痛：炎性肿块有明显压痛。如位于右下腹压痛明显的肿块，常为阑尾脓肿、肠结核或 Crohn 病等。与脏器有关的肿瘤压痛可轻重不等。

f. 搏动：消瘦者可以在腹部见到或触到动脉的搏动。如在腹中线附近触到明显的膨胀性搏动，则应考虑腹主动脉或其分支的动脉瘤。有时尚可触及震颤。

g. 移动度：如果肿块随呼吸而上下移动，多为肝、脾、胃、肾或其肿物，胆囊因附在肝下，横结肠因借胃结肠韧带与胃相连，故其肿物亦随呼吸而上下移动。肝脏和胆囊的移动度大，不易用手固定。如果肿块能用手推动者，可能来自胃、肠或肠系膜。移动度大的多为带蒂的肿物或游走的脏器。局部炎性肿块或脓肿及腹腔后壁的肿瘤，一般不能移动。

（5）液波震颤：腹腔内有大量游离液体时，如用手指叩击腹部，可感到液波震颤，或称波动感。检查时患者平卧，医师以一手掌面贴于患者一侧腹壁，另一手四指并拢屈曲，用指端叩击对侧腹壁（或以指端冲击式触诊），如有大量液体存在，则贴于腹壁的手掌有被液体波动冲击的感觉，即波动感。为防止腹壁本身的震动传至对侧，可让另一人将手掌尺侧缘压于脐部腹中线上，即可阻止之。此法检查腹水，需有 3000 ～ 4000mL 液量才能查出，不如移动性浊音敏感。此外，肥胖者可出现假阳性，应注意鉴别。

（6）振水音：在胃内有多量液体及气体存留时可出现振水音。检查时患者仰卧，医师以一耳凑近上腹部，同时以冲击触诊法振动胃部，即可听到气、液撞击的声音，亦可将听诊器膜型体件置于上腹部进行听诊。正常人在餐后或饮进多量液体时可有上腹部振水音，但若在清晨空腹或餐后 6 ～ 8 小时及以上仍有此音，则提示幽门梗阻或胃扩张。

4. 叩诊　腹部叩诊的主要作用在于叩知某些脏器的大小和叩痛，胃肠道充气情况，腹腔内有无积气、积液和肿块等。直接叩诊法和间接叩诊法均可应用于腹部，但一般多采用间接叩诊法，因其较为准确，可靠。腹部叩诊内容如下。

（1）腹部叩诊音：正常情况下，腹部叩诊大部分区域均为鼓音，只有肝、脾所在部位，增大的膀胱和子宫占据的部位，以及两侧腹部近腰肌处叩诊为浊音。当肝、脾或其他脏器极度增大，腹腔内肿瘤或大量腹水时，鼓音范围缩小，病变部位可出现浊音或实音。当胃肠高度胀气或胃肠穿孔致气腹时，则鼓音范围明显增大或出现于不应有鼓音的部位（如肝浊音界内）。叩诊可从左下腹开始逆时针方向至右下腹部，再至脐部，借此可获得腹部叩诊音的总体印象。

（2）肝及胆囊叩诊：用叩诊法确定肝上界时，一般都是沿右锁骨中线、右腋中线和右肩胛线，由肺区向下叩向腹，叩指用力要适当，勿过轻或过重，当由清音转为浊音时，即为肝上界。此处相当于被肺遮盖的肝顶部，故又称肝相对浊音界。再向下叩 1～2 肋间，则浊音变为实音，此处的肝脏不再被肺所遮盖而直接贴近胸壁，称肝绝对浊音界（亦为肺下界）。确定肝下界时，最好由腹部鼓音区沿右锁骨中线或正中线向上叩，由鼓音转为浊音处即是。因肝下界与胃、结肠等重叠，很难叩准，故多用触诊或搔刮试验听诊法确定。一般叩得的肝下界比触得的肝下缘高 1～2cm，但若肝缘明显增厚，则两项结果较为接近。在确定肝的上下界时要注意体型，匀称体型者，正常肝脏在右锁骨中线上，其上界在第 5 肋间，下界位于右季肋下缘。两者之间的距离为肝上下径，为 9～11cm；在右腋中线上，其上界为第 7 肋间，下界相当于第 10 肋骨水平；在右肩胛线上，其上界为第 10 肋间。矮胖体型者，肝上下界均可高一个肋间，瘦长体型者则可低一个肋间。肝浊音界扩大见于肝癌、肝脓肿、病毒性肝炎、肝淤血和多囊肝等。肝浊音界缩小见于急性重型病毒性肝炎、肝硬化和胃肠胀气等。肝浊音界消失，代之以鼓音者，多由于肝表面覆有气体所致，是急性胃肠穿孔的一个重要征象，但也可见于腹部大手术后数日内、间位结肠（结肠位于肝脏与横膈之间）、全内脏转位。肝浊音界向上移位见于右肺纤维化、右下肺不张、气腹、鼓肠等。肝浊音界向下移位见于肺气肿、右侧张力性气胸等。膈下脓肿时，由于肝下移和横膈升高，肝浊音区也扩大，但肝脏本身并未增大。肝区叩击痛对于诊断病毒性肝炎、肝脓肿或肝癌有一定的意义。胆囊位于深部，且被肝脏遮盖，临床上不能用叩诊检查其大小，仅能检查胆囊区有无叩击痛，胆囊区叩击痛为胆囊炎的重要体征。

（3）胃泡鼓音区及脾脏叩诊：胃泡鼓音区位于左前胸下部肋缘以上，约呈半圆形，为胃底穹隆含气而形成。其上界为横膈及肺下缘、下界为肋弓、左界为脾脏、右界为肝左缘。正常情况下胃泡鼓音区应该存在（除非在饱餐后），大小则受胃内含气量的多少和周围器官组织病变的影响。此区明显缩小或消失可见于中、重度脾大，左侧胸腔积液、心包积液、肝左叶大（不会使鼓音区完全消失），也见于急性胃扩张或溺水患者。当脾脏触诊不满意或在左肋下触到很小的脾缘时，宜行脾脏叩诊进一步检查脾脏大小。脾脏浊音区的叩诊宜采用轻叩法，在左腋中线上进行。正常时在左腋中线第 9～11 肋之间叩到脾脏浊音，其长度为 4～7cm，前方不超过腋前线。脾脏浊音区扩大见于各种原因所致脾大。脾脏浊音区缩小见于左侧气胸、胃扩张、肠胀气等。

（4）移动性浊音：腹腔内有较多的液体存留时，因重力作用，液体多潜积于腹腔的低处，故在此处叩诊呈浊音。检查时先让患者仰卧，腹中部由于含气的肠管在液面浮起，叩诊呈鼓音，两侧腹部因腹水积聚叩诊呈浊音。医师自腹中部脐水平面开始向患者左侧叩诊，发现浊音时，板指固定不动，嘱患者右侧卧，再度叩诊，如呈鼓音，表明浊音移动。同样方法向右侧叩诊，叩得浊音后嘱患者左侧卧，以核实浊音是否移动。这种因体位不同而出现浊音区变动的现象，称移动性浊音。这是发现有无腹腔积液的重要检查方法。当腹腔内游离腹水在 1000mL 以上时，即可查出移动性浊音。如果腹水量少，用以上方法不能查出时，若病情许可，可让患者取肘膝位，使脐部处于最低部位。由侧腹部向脐部叩诊，如由鼓音转为浊音，则提示有 120mL 以上腹水的可能。也可让患者站立，如下腹部积有液体而呈浊音，液体的上界呈一水平线，在此水平线上为浮动的肠曲，叩诊呈鼓音。下列情况易误为腹水，应注意鉴别。

①肠梗阻时肠管内有大量液体潴留，可因患者体位的变动，出现移动性浊音，但常伴有肠梗阻的征象。

②巨大的卵巢囊肿，亦可使腹部出现大面积浊音，其浊音非移动性，鉴别点如下：卵巢囊肿所致浊音，于仰卧时常在腹中部，鼓音区则在腹部两侧，这是由于肠管被卵巢囊肿压挤至两侧腹部所致；卵巢囊肿的浊音不呈移动性。尺压试验也可鉴别，即当患者仰卧时，用一硬尺横置于腹壁上，医师两手将尺下压，如为卵巢囊肿，则腹主动脉的搏动可经囊肿壁传到硬尺，使尺发生节奏性搏动；如为腹水，则搏动不能被传导，硬尺无此种搏动。

（5）肋脊角叩击痛：主要用于检查肾脏病变。检查时，患者采取坐位或侧卧位，医师用左手掌平放在其肋脊角处（肾区），右手握拳用由轻到中等的力量叩击左手背。正常时肋脊角处无叩击痛，当有肾小球肾炎、肾盂肾炎、肾结石、肾结核及肾周围炎时，肾区有不同程度的叩击痛。

（6）膀胱叩诊：当膀胱触诊结果不满意时，可用叩诊来判断膀胱膨胀的程度。叩诊在耻骨联合上方进行，通常从上往下，由鼓音转成浊音。膀胱空虚时，因耻骨上方有肠管存在，叩诊呈鼓音，叩不出膀胱的轮廓。当膀胱内有尿液充盈时，耻骨上方叩诊呈圆形浊音区。女性在妊娠时子宫增大，子宫肌瘤或卵巢囊肿时，在该区叩诊也呈浊音，应予鉴别。排尿或导尿后复查，如浊音区转为鼓音，即为尿潴留所致膀胱胀大。腹水时，耻骨上方叩诊也可有浊音区，但此区的弧形上缘凹向脐部，而膀胱胀大时浊音区的弧形上缘凸向脐部。

　　腹部九区的第一个区域，在"正心下"是贲门，在胃的上口，食道的下口，"正在心下，按之则痛"是贲门小陷胸汤证。第二个区域，在胃下缘是幽门，为胃和小肠的连接处。第三个区域，在两侧髂前上棘的连线与右侧垂直线的交点是阑门，也就是阑尾（麦氏点）。第四个区域，小腹往下是魄门（肛门）。

　　正中三个区域的上面是上腹，下面是小腹，中间面积大，所以叫大腹。上腹又叫心下，其实就是胃和横结肠的位置。因为横结肠上方是胃的下口，即幽门。胃的上口贲门法天，下口幽门法地，疾病表现寒热错杂，半夏泻心汤用的很多。两侧肋骨下缘就是胁下，胁下主要是肝胆，当然也包括解剖学上的"脾"。胰腺的胰头被十二指肠所环抱靠近胃大弯。比如肝硬化的脾大，对应中医的痞母，痞疾形成的脾大也是痞母，治疗用鳖甲煎丸，都归在中医的肝脏范畴。中医讲的"脾"实际上指小肠，大腹就是指小肠，它属脾。脾的中间是脐，脐属肾，从这里可以看出太阴包着少阴，后天包着先天，先天后天裹在一起。中心是先天，外周是后天，外周是太阴，中间一点是少阴。

　　小腹则是膀胱、肛门的位置。对男性来讲前面是膀胱，后边是肛门，女性在这个区域还有阴道和子宫。从阑尾向上是升结肠，被胃下口压住的是横结肠，从左胁往下是降结肠、乙状结肠、肛门。升结肠的大便是由下往上走，它需要阳气的推动，所以病机表现为阳虚，大便停留在升结肠要温阳。横结肠常表现为痞证，治疗正心下的痞证用附子泻心汤。很多人不了解为什么用附子泻心汤。横结肠就被压在胃的下口，所以大便停留在横结肠用寒热错杂的附子泻心汤治疗，和胃病常见的半夏泻心汤证是一样的。半夏泻心汤证病位在胃，所以用干姜，而横结肠在下面，所以用附子，其实都是属寒热错杂。到降结肠大便成形，就用小承气汤。而大便到乙状结肠水分过度吸收，则用大承气汤。

　　髂前上棘和腹股沟之间的两小块区域属厥阴经。比如大建中汤证就在这块区域。《伤寒杂病论》里"上冲皮起，出见有头足"，是回肠套到结肠里面引起的肠套叠，它是大建中汤证，属厥阴病。再比如肠子进入腹股沟，那是疝气，治疗用暖肝煎，那是厥阴有寒。再比如男性输精管道的炎症也是在这个位置，都属于厥阴经。

　　髂前上棘和腹股沟之间的两小块区域，属于厥阴经的范畴，两侧胁下属于少阳经的范畴。少阳、厥阴相互影响，比如肝胆疾病久了会传到厥阴经去。疾病初发于胁下是少阳经，发在少腹就是厥阴经。

腹部九个区域右边是阴，左边是阳，中间是寒热错杂。上边上腹是阳明胃，中间是太阴脾，往下就是阳明大肠和太阳膀胱。脾包着脐，脐是少阴肾属先天。懂得了腹部九区法，然后把中医的理论套上去，腹诊就变得非常简单。通过摸腹部，就能做出腹部疾病的诊断。比如说便秘，腹部的肌张力很高，张力性便秘要用厚朴、枳实等药物理气；如果摸到大腹软绵绵的无力型便秘，要用桂枝加芍药汤、五苓散这类处方，用白术等药物来健脾。

1. 望诊　腹部指躯干正面剑突以下至耻骨以上的部位，属中、下焦，内藏肝、脾、肾、胆、胃、大肠、小肠、膀胱、胞宫，亦为诸经循行之处。故望腹部可以诊察内在脏腑的病变和气血的盛衰。望诊时应注意观察腹部的形态表现，如是否对称，有无隆起、凹陷、青筋暴露，以及脐部的异常情况等。正常人腹部平坦对称，直立时腹部可稍隆起，约与胸平齐，仰卧时则稍凹陷，其异常表现主要有以下几方面。

（1）腹部膨隆：即仰卧时前腹壁明显高于胸骨至耻骨中点连线。若单腹膨胀，四肢消瘦者，多属臌胀病，为肝气郁滞，湿阻血瘀所致。若腹部胀大，周身俱肿者，多属水肿病，为肺、脾、肾三脏功能失调、水湿泛溢肌肤所致。腹局部膨隆，则多见于积聚者，须结合按诊进行辨证。

（2）腹部凹陷：即仰卧时前腹壁明显低于胸骨至耻骨中点连线。若腹部凹陷，形体消瘦，多属脾胃虚弱，气血不足，可见于久病脾胃气虚、机体失养，或新病吐泻太过、津液大伤的患者。若腹皮甲错，深凹着脊，可见于长期卧床不起、肉消着骨的患者，为精气耗竭，属病危。

（3）腹壁青筋暴露：患者腹大坚满，青筋怒张，多属肝郁血瘀。因肝郁气滞、脾虚湿阻日久，导致血行不畅，脉络瘀阻所致。可见于臌胀病的重证。

（4）脐部异常：新生儿脐部色青或黑，局部发硬，多为脐风危证。婴幼儿脐部红肿糜烂，或流脓水，称为"脐疮"，多因脐部不洁，湿热蕴结而发。水肿、臌胀患者脐部突出，多为脾肾虚衰，属病重。

（5）腹壁突起：腹壁有半球状物突起，多发于脐孔、腹正中线、腹股沟等处，每于直立或用力后发生者，多属疝气。

2. 闻诊　腹部闻诊主要指听肠鸣和嗅气味。

（1）听肠鸣：肠鸣是腹中胃肠蠕动辘辘作响的症状。在正常情况下，肠鸣声低弱而和缓，一般难以闻及。当肠道传导失常或阻塞不通时，则肠鸣声高亢而频急。临床根据作响的部位及声音来判断病位和病性。胃脘部鸣响如囊裹浆，振动有声，立行或推抚脘部，其声辘辘下行者，多为水饮留聚于胃；鸣响在脘腹，如饥肠辘辘，得温得食则减，饥寒则重者，为中气不足，胃肠虚寒，所以《灵枢·口问》说："中气不足……肠为之苦鸣。"腹中肠鸣如雷，脘腹痞满，大便泄泻者，多为感受风、寒、湿邪以致胃肠气机紊乱所致。腹内微有肠鸣之声，腹胀，食少纳呆者，多属胃肠气虚，传导功能减弱所致。肠鸣音完全消失，腹部胀满疼痛者，多属胃肠气滞不通之重证。

（2）嗅气味

①口气：指从口中散发出的异常气味。正常人呼吸或讲话时，口中无异常气味散出，口中散发臭气者，称为口臭，多与口腔不洁、龋齿或消化不良有关。口出酸臭气，并伴食欲不振、脘腹胀满者，多属胃肠积滞；口出臭秽气者，多属胃热；口气腐臭，或兼咳吐脓血者，多是内有溃腐脓疡。若臭秽难闻、牙龈腐烂者为牙疳。

②汗气：是指汗液所散发出的气味。患者身有汗气味，可知曾有汗出。汗出腥膻，是风湿热邪久蕴皮肤，津液受到熏蒸所致，多见于风温、湿温、热病，或汗后衣物不洁。汗出臭秽，可见于瘟疫或暑热火毒炽盛之证。腋下随汗散发阵阵臊臭气味者，是湿热内蕴所致，可见于狐臭病。

③二便之气：二便闻诊除注意了解特殊臊臭气味外，要结合望诊综合分析判断。如大便酸臭难闻者，多属肠有郁热。大便溏泻而腥者，多属脾胃虚寒。大便泄泻，臭如败卵，甚则夹有未尽消化食物，矢气酸臭者，是宿食停滞，消化不良之故。小便黄赤混浊，有臊臭味者，多属膀胱湿热。尿甜并散发苹果样气味者为消渴病。

④经、带、恶露之气：经带闻诊主要是了解有无特异气味。月经臭秽者，多属热证；月经气腥者，多属寒证。带下黄稠而臭秽者，多属湿热；带下白稀而腥臭者，多属寒湿；崩漏或带下奇臭，并杂见异常颜色，常见于癌病，多属危重病证。产后恶露臭秽者，多属湿热下注。

⑤呕吐物之气：指通过嗅觉辨呕吐物气味，以判断病证的寒热性质。呕吐物清稀无臭味者，多属胃寒；气味酸臭秽浊者多属胃热。呕吐未消化食物，气味酸

腐者，为食积。呕吐物无酸腐味者，多属气滞。呕吐脓血而腥臭者为内有溃疡。

病体散发的各种异常气味，临床上除医生直接闻诊所得外，其他诸如痰、涕、二便、妇女经带等信息均需要详细问诊而获得。

3. 问诊　我们在接诊患者过程中，必须了解患者的生活习惯、精神状态以及发病、转变的情况，必要时还得了解其家族史及个人的既往病史，这一切皆是在问诊中获得的。在问诊过程中，一般将发病过程和自觉症状作为主要的问诊内容。问诊时有一定的程序，我们在临床上常用张景岳的十问歌："一问寒热二问汗，三问头身四问便，五问饮食六问胸，七聋八渴俱当辨，九因脉色察阴阳，十从气味章神见。"十问里包括了外感和内伤的辨别，临床应用十分广泛，现解释如下。

（1）寒热：问寒热是指询问患者有无怕冷或发热的感觉。寒与热是疾病常见症状之一，是辨别病邪性质和机体阴阳盛衰的重要依据，是问诊的重点内容。寒热即怕冷、发热。怕冷是患者的主观感觉，细辨又有恶寒和畏寒之别。凡患者自觉怕冷，多加衣被，或近火取暖，仍感寒冷不缓解的，称为恶寒；若患者身寒怕冷，加衣覆被，或近火取暖而寒冷能缓解的，称为畏寒。所谓发热，除指体温高于正常者外，还包括患者虽体温正常，但自觉全身或某一局部发热，如五心发热等。寒与热的产生，主要取决于病邪的性质和机体的阴阳盛衰两个方面。一般来说，邪气致病时，由于寒为阴邪，其性清冷，故寒邪致病，则多见恶寒症；热为阳邪，其性炎热，故热邪致病，则多见发热症。在机体阴阳失调时，阳盛则热，阴盛则寒，阴虚则热，阳虚则寒。由此可见，寒热是阴阳盛衰的表现，即寒为阴象，热为阳征。诚如张景岳所说："阴阳不可见，寒热见之。"所以，通过询问患者恶寒与发热情况，则可辨别病变的性质和阴阳盛衰的变化。

了解寒热情况，首先问患者有无怕冷或发热的症状。如有寒热症状，必须询问怕冷与发热是否同时出现；还应注意问清寒热的轻重、出现的时间、持续的长短及其兼症等。有寒热的多为表证、外感证，无寒热的多为里证、内伤杂证；发热恶寒的为病在阳，无热恶寒的为病在阴。进一步还可结合其他症状加以分析，如发热恶寒兼头身疼痛的为太阳病；发热不恶寒兼口渴的为阳明病；寒热往来兼口苦、咽干、目眩的为少阳病。亦有不发热但恶寒、手足常冷的为虚寒证；潮热或一阵烘热、手足心灼热的为虚热证。此外，对发热的时间也应加分辨，早减暮盛为时邪；早退暮起或早起暮退为虚劳；起伏定时，一日一发、二日一发、三日一发的为疟疾。

（2）汗：《素问·阴阳别论》说："阳加于阴谓之汗。"故汗是由阳气蒸化津液从玄府达于体表而成，汗是由津液所化。正常汗出有调和营卫、滋润皮肤等作用。正常人在体力活动、进食辛辣、气候炎热、衣被过厚、情绪激动等情况下可见汗出，属生理现象。若当汗出而无汗，不当汗出而汗多，或仅见身体的某一局部汗出，属病理现象。病理性的无汗或有汗，与正气不足和病邪侵扰等因素有密切关系。由于病邪的性质，或正气亏损的程度不同，可出现各种不同情况的病理性汗出。所以，通过询问了解患者汗出的异常情况，对判断病邪的性质及人体阴阳盛衰有重要的意义。

询问时，应注意了解患者有汗无汗，出汗的时间、多少、部位及其主要兼症等。汗与寒热有密切关系，如外感发热无汗是伤寒，有汗是伤风，汗出热减是病渐衰，汗后热反增高是邪渐入里。虚证中的阴虚盗汗，汗后感觉疲乏；阳虚自汗，汗后感觉身冷。更有表证发汗，汗出不止，热骤降而恶寒转甚，称为亡阳，有虚脱危险；也有发汗战栗，汗出类似虚脱而安卧脉静，称为战汗，是疾病转机之征，不必惊惶。若汗出如珠如油，四肢厥冷，脉伏，为垂亡之象，称作绝汗。

（3）头：问头是指问头部不适，如头晕、头痛等症状及其程度、特点等。这些症状在临床上不仅十分常见，而且各有重要的诊断价值。头痛无休止、有寒热的多为外感，头项痛属太阳，前额痛属阳明，两侧痛属少阳，颠顶痛属厥阴。痛有间歇，兼有眩晕重胀的多为内伤杂症，痛胀觉热的属肝火；眩晕畏光的属肝阳；痛剧面青的属肝寒；头重昏沉响鸣的属脑虚。痰湿内阻，清阳不升，亦能使人晕眩，但多兼舌苔腻、恶心。头晕是患者自觉头脑有晕旋之感，病重者感觉自身或景物旋转，站立不稳。头晕是临床上常见的症状之一，可由很多原因引起。对本症的询问，应注意了解引发或加重本症的可能因素及兼有症状。如头晕而胀，烦躁易怒，舌红，脉弦数者，多为肝火上炎；头晕胀痛，耳鸣，腰膝酸软，舌红少苔，脉弦细，每因恼怒而加剧者，多为肝阳上亢；头晕面白，神疲体倦，舌淡，脉细，每因劳累而加重者，多为气血亏虚，营血不能上荣，清阳之气不升之故；头晕且重，如物裹缠，胸闷呕恶，舌苔白腻者，多为痰湿内阻，清阳不升所致；若外伤后头晕刺痛者，多属瘀血阻滞，脉络不通。

（4）身：一身酸痛，有表证的多为外感，汗出即减；不兼寒热，痛在关节，或游走四肢，为风寒湿痹，常与气候有关；手足麻木，或身体一处麻木的为气虚；仅有手大指或食指觉麻木，延及肘臂的为中风先兆。多在久卧后身痛不舒，活动后轻减的为气血不和。身体有沉重酸困的感觉，谓之身重，本症大多与肺、脾二脏病变有关。如风邪外袭，肺失宣降，通调水道功能失司，水泛肌肤而见身重，甚则浮肿；或脾气虚弱，失于健运，脾为湿困，阳气被遏，而见身重困倦、神疲、气短等症。此外，温热之邪，耗伤气阴，机体失却濡养，也可有身重之感。身痛而重，举动不便的为湿阻经络。患者周身肌肤感觉减退，甚至消失，谓之麻木，亦称不仁。麻木多因气血亏虚，或肝风内动，或湿痰瘀血阻络所致，临床应结合伴随症状进行鉴别。除疼痛和上述症状外，躯体的不适还有很多，如神疲、乏力、身痒等等，都是患者的自觉症状，临床时也应注意询问，并了解其临床意义。

（5）大便：健康人一般每日大便一次，成形不燥，干湿适中，排便通畅，多呈黄色，便内无脓血、黏液及未消化的食物等。便次、便质以及排便感的异常，主要有下列情况：便秘和泄泻。大便秘结不通，排便时间延长，或欲便而艰涩不畅的，谓之便秘，或称大便难。多因热结肠道，或津液亏少，或阴血不足，以致肠道燥化太过，肠失濡润，传导失常所致。亦有由于气虚传送无力，或阳虚寒凝，以致肠道气机滞塞而便秘者。泄泻是指便次增多，便质稀薄，甚至便稀如水样，称为"泄泻"。多因内伤饮食、感受外邪、机体阳气不足、情志失调等原因，以致脾失健运，小肠不能分清别浊，水液直趋于下，大肠传导失常，引起泄泻。一般地说，新病泻急者，多属实证，病久泄缓者，多属虚证。临床应注意询问大便的性状及兼症而进行审证求因。如泻黄糜、腹痛、肛门灼热者，多属湿热之邪伤及肠腑；黎明前腹痛作泄，泄后则安，形寒肢冷，腰膝酸软者，称为"五更泄"，多由肾虚命门火衰，阴寒湿浊内积所导致。便闭能食者为阳结，不能食者为阴结；腹满胀痛的为实证，不满不胀的为虚证；久病或老人、产妇经常大便困难，为血枯津燥；先干后溏为中气不足；大便常稀为脾虚；每逢五更天明泄泻的为肾虚；泄泻腹痛，泻下臭秽的为伤食；痛一阵泻一阵，泻下黏秽赤白，里急后重的为痢疾；骤然呕吐，水泻不止，肢麻头汗的为霍乱。

（6）小便：健康成人在一般情况下，日间排尿 3～5 次，夜间 0～1 次，每昼夜总尿量 1000～1800mL。尿次和尿量受饮水、温度、出汗、年龄等因素的影响。小便为津液所化，了解小便有无异常变化，可诊察体内津液的盈亏和有关脏腑的气化功能是否正常。一般应询问尿量的多少、排尿的次数及排尿时情况等。尿量增多是指尿次、尿量明显超过正常量次。小便清长量多者，属虚寒证。临床也常为诊断某些疾病的重要依据，如消渴病患者不仅出现消瘦、多饮、多食，而且多尿。故《诸病源候论·消渴》说："消渴者，渴不止，小便多是也。"尿量减少是指尿次尿量皆明显少于正常量次。多由热盛津伤，或汗下伤津，以致化源不足，或因肺、脾、肾功能失常，气化不利，水湿内停之故，多见于各种热病和水肿病。小便频数，即排尿次数增多，时欲小便。如新病小便频数，短赤而急迫，是下焦湿热；小便频数，量多色清，夜间尤甚，为下焦虚寒，多因肾阳不足，肾气不固，膀胱失约所致。小便清白为寒，黄赤为热，浑浊而不爽利为湿热。小便频数不禁为虚证；溲频而口渴多饮为消渴；溲时淋沥，尿道刺痛为淋证；小便不通，腹内胀急为癃闭。凡泄泻患者小便必少，小便渐长则泄泻将愈。

（7）饮食：问饮食是指对病理情况下的口渴、饮水、进食、口味等的询问。应注意了解有无口渴、饮水多少、喜冷喜热，有无食欲、食量多少、食物的喜恶，口中有无异常味觉和气味等。由于饮食是后天水谷精气之源，是维持人体生命活动所必需的物质。临床很多疾病过程都能影响饮食口味而使其发生异常改变，故通过询问饮食口味情况，可了解体内津液的盈亏及输布是否正常，脾胃及有关脏腑功能的盛衰，对临床诊断有重要作用。胃主受纳，脾主消化。能食易饥为胃强，食入难消为脾弱，饮食喜冷为胃热，喜温为胃寒；食入即吐为热证，朝食暮吐为寒证。小儿恣食，腹痛，形瘦，多为虫积；孕妇见食恶心，为恶阻，此乃生理现象。口苦为肝胆有火，口甘为脾有湿热，口酸为肝胃不和，口咸为肾虚水泛，口淡多清水为胃寒。

（8）胸：胸部有痞塞满闷之感，谓之胸闷，或称胸痞。本症与心、肺等脏气机不畅有密切关系，如胸闷、心悸、气短者，多属心气不足，心阳不振；胸闷心痛如刺者，多属心血瘀阻；胸闷痰多者，多属痰湿内阻，肺气壅滞。心悸是指患者经常自觉心跳、心慌、悸动不安，甚至不能自主的一种症状，多是心神或心脏病变的反映。由于受惊而致心悸，或心悸易惊、恐惧不安者，称为惊悸。常由外因所引起，如目见异物、遇险临危等心神浮动，心气不定而心悸者，多时发时止。惊悸的全身情况较好，其病情较轻。心跳剧烈，上至心胸，下至脐腹者，谓之怔忡。怔忡常是惊悸的进一步发展，多由内因所引起，劳累即发，持续时间较长，全身情况较差，其病情较重。惊悸、怔忡均属心悸，其形成原因较多，如惊骇气乱，心神不安；营血亏虚，心神失养；阴虚火旺，内扰心神；心阳气虚，鼓搏乏力；脾肾阳虚，水气凌心；心脉痹阻，血行不畅等，均可引起心悸。临床上应根据心悸的轻重特点及其兼症之不同来进行辨证。胁胀，是指胁的一侧或两侧有胀满不舒的感觉，称为胁胀。由于肝胆居于右胁，其经脉均分布于两胁，故胁胀多见于肝胆病变。如胁胀易怒，多为情志不舒，肝气郁结；胁胀口苦，舌苔黄腻，多属肝胆湿热。脘闷，是指患者自觉胃脘部胀闷不舒，谓之脘痞，或称脘胀。脘痞是脾胃病变的反映，如脘痞、嗳腐吞酸者，多为饮食伤胃；脘痞、食少、便溏者，多属脾胃虚弱。腹胀，患者自觉腹部胀满痞塞不舒，如物支撑，称为腹胀。腹胀有虚实之分，喜按属虚，多因脾胃虚弱，失于健运所致；拒按属实，多因食积胃肠，或实热内结，阻塞气机而引起。若腹胀如鼓，皮色苍黄，腹壁青筋暴露者，称为臌胀。多因酒食不节，或情志所伤，或虫积血瘤，致使肝、脾、肾功能失常，气、血、水互结，聚于腹内而成。胸膈满闷多为气滞；懊恼嘈杂多为热郁；胸满痛为结胸；不痛而胀连心下为痞气；胸痛彻背，背痛彻心，为胸痹证。询问胸部症状必须联系脘腹两胁，如脘痛属胃，得食胀痛为实，食后痛缓为虚。腹痛属肠，痛而拒按为实，痛时喜按属虚。胁痛属肝，暴痛在气，久痛入络。

（9）耳：耳包括耳聋、耳鸣、重听。耳鸣、耳聋、重听都是听觉异常的症状。轻者为重听，重者为耳聋。耳鸣、耳聋可单独出现，也可同时并见，耳聋常由耳鸣发展而来，诚如《医学入门》所说："耳鸣乃是聋之渐也。"二者症状虽有不同，但病因病机基本一致。临床应注意询问其特点、新久、程度及兼症等，作为辨证的依据。耳聋患者有不同程度的听力减退，甚至听觉丧失，不闻外声，谓之耳聋，亦称耳闭。一般耳暴聋者，多属实证。常由肝胆火逆，上壅于耳，清窍失灵而成。若温病出现耳聋，多由热邪蕴结上焦，蒙蔽清窍所致。凡属实证耳聋，均较易治。久病耳渐聋者，属于虚证。多因精气虚衰，不能上充清窍所致。如《灵枢·决气》说："精脱者耳聋。"故较难治。此外，年老耳渐聋者，一般是生理现象，多是精衰气虚之故。听力减退，听音不清，声音重复，称为重听。日久渐致重听，以虚证居多。常因肾之精气虚衰，耳窍失荣所致。多见于年老体衰的患者。若耳骤发重听，以实证居多。常见原因是痰浊上蒙，或风邪上袭耳窍。耳暴聋多实，为肝胆之火上逆；久聋属虚，为肝肾阴分内亏。耳聋初起往往先有耳鸣，如潮声风声的为风热；如蝉声联唱的为阴虚；也有流脓作胀，似鸣似聋的，为肝经湿热。耳鸣患者自觉耳内鸣响，如闻蝉鸣，或如潮声，妨碍听觉的，称为耳鸣。耳鸣有虚实之分，一般来说，凡突发耳鸣，声大如蛙聒，或如潮声，按之鸣声不减者，多属实证，多因肝胆火盛，上扰清窍所致；若渐觉耳鸣，声音细小，如闻蝉鸣，按之鸣声减轻或暂止者，多属虚证，常是肝肾阴虚，肝阳上扰所致；或由肾虚精亏，髓海不充，耳失所养而成。正如《灵枢·海论》所说："髓海不足，则脑转耳鸣。"

（10）口渴：口渴是指口干渴的感觉，饮水是指实际饮水的多少。口渴与饮水，是密切相关的两个症状，一般口渴者多喜饮，口不渴者不欲饮，但有时也不尽然。临床应注意询问口渴特点及其兼症。口渴与否，反映的是体内津液的盛衰和输布情况。口不渴，不欲饮，为津液未伤，多见于寒证、湿证。由于寒邪或湿邪不耗津液，津液未伤，故口不渴而不欲饮。或为无明显燥热症状的病证表现。一般口渴欲饮水，是津液损伤的临床表现，多见于燥证、热证。如口干微渴，兼发热，微恶风寒，咽喉肿痛者，多见于外感温热病初期，伤津较轻。太渴喜冷饮，兼有面赤，汗出，脉洪数者，多属里热炽盛，津液大伤，多见于阳明经证。口渴多饮，小便量多，多食口干能饮为真渴，胃中有火；口渴但不欲饮，不能饮，饮亦不多，为假渴，胃中有湿。渴喜凉饮者为胃热，反喜热饮者为内寒。

（11）其他方面注意：睡眠好坏，也应注意。如失眠多为虚证；眠短易醒为神不安；睡中多梦为相火旺；梦中惊呼为胆气虚；胸膈气闷，寐不得安为湿痰内阻。此外，记忆力是否衰退、性欲是否正常、有无遗精等，只要与病症有牵涉，都应问及，不厌其详。对于女患者，在问诊时，当问其月经调与不调。如经期超前，色鲜红者多属热；经期落后，色瘀紫者多属实；经行量少、色淡者多属虚；经前腹痛，涩少挟瘀者多属气滞。倘经行感冒发热，或发热中经水来潮，神志不清，为热入血室。在一般情况下月经停止，已婚者，须考虑是否受孕。小儿科古称哑科，这是因为一般不能直接听到病孩主诉的缘故。但也不能放松问诊，必须详询患病孩子的保姆。除了询问发病时间、病情经过等外，对于是否种过牛痘、患过麻疹，也应注意问清。

4. 切诊　切诊以按脉为主，并包括其他触诊在内。

（1）切脉：切脉采取两手寸口，即掌后桡骨动脉的部位，用示指、中指和环指轻按、重按，或单按、总按，以寻求脉象。每手分三部，以掌后高骨作标志，定名为"关"，关之前名"寸"，关之后名"尺"，两手寸关尺共六部，称为左寸、左关、左尺，右寸、右关、右尺。这六部分都是候测内脏之气的。左寸候心和心包络，左关候肝和胆，左尺候肾和膀胱、小肠；右寸候肺，右关候脾和胃，右尺候肾和命门、大肠。一般地说，脉象分二十八种，它的名称是：浮、沉、迟、数、滑、涩、虚、实、长、短、洪、微、紧、缓、芤、弦、革、牢、濡、弱、细、散、伏、动、促、结、代、疾。这些脉象，大多是相对的，如以浮和沉分表里，迟和数分寒热，涩和滑分虚实，其他均从这六脉化出。例如：浮而极有力，如按鼓皮为革；浮而极无力，如绵在水为濡。沉而按之着骨始得为伏；沉而坚实为牢；沉而无力，细按乃得为弱。浮中沉均有力，应指幅幅然为实；浮中沉均无力，应指豁豁然为虚；浮取大、按之中空，如慈葱为芤。迟而细短，往来涩滞为涩；一息四至，往来和匀为缓；缓而时止为结；数而在关、无头无尾为动；数而时一止为促；每一息七至八至为疾；迟数不定、止有常数为代；至数不齐、按之浮乱为散。滑而如按琴弦为弦；来往有力如转索为紧；不小不大，如循长竿为长；来盛去衰、来大去长为洪；涩而极细软、按之欲绝为微；如微而细为细；如豆形应指即回为短。因此，浮沉、迟数、涩滑是二十八脉的纲领，学习切脉应当先从这六个纲领入手，比较容易体会和理解。二十八脉极少单独出现，常见的兼脉有如下几种：浮紧、浮缓、浮滑、浮数、浮迟、浮大；沉紧、沉滑、沉弦、沉细、沉数、沉迟、沉微；迟缓、迟涩；滑数、弦数、洪数、细数；濡数、濡细、濡滑、濡涩、濡缓；虚细、虚数、虚弦；微细、微弱；弦紧、弦细；细紧、细迟；以及三种脉同时出现的如浮紧数、浮滑数、沉细而微，等等。诸脉各有形象，各有主症，因多错综出现，必须进一步探求，才能应用于临证。如：浮紧为伤寒，浮缓为中风，浮虚为伤暑，浮芤为失血，浮数为风热。沉细为虚寒，沉数为内热，沉紧为冷痛，沉弦为伏饮，沉迟为痼冷。浮迟为表寒，沉迟为里寒，迟涩为血少，迟缓为寒湿。滑数为实热，弦滑为肝火，细滑为阴虚内热，浮滑为风痰，沉滑为宿食，滑大为胃热。细缓为湿痹，缓弱为气虚。这都是显示邪正的盛衰、病邪的性质和发病的部位，故必须与症候密切结合，观察其是否脉症符合为要。辨别二十八脉不是简单的事，必须通过临证慢慢体会。二十八脉之外，尚有七怪脉：一曰雀啄，连连凑指，顿有顿无，如雀啄食之状；二曰屋漏，如残溜之下，良久一滴，溅起无力；三曰弹石，来坚而促，来迟去速，如指弹石；四曰解索，脉来动数，随即散乱无序；五曰鱼翔，脉来头定而尾摇，浮浮泛泛；六曰虾游，脉在皮肤，如虾游水面，杳然不见，须臾复来；七曰釜沸，有出无入，如汤涌沸，息数俱无。这些脉象均为心脏极度衰竭，表示生机已绝，多属死候，在《内经》称做"真脏脉"，言其毫无冲和之象，表示胃气已绝。

（2）触诊：一般是触按胸腹和手足，如心下满症，按之坚实疼痛的为结胸，按之濡而不痛的为痞气。又如腹满拒按，按之作痛的为实为热；喜按，按之不痛的为虚为寒；腹胀叩之如鼓者为气胀，皮肤薄、按之如糟囊者为水胀。手背热为外感，手心热为阴虚；手足温者病轻，手足冷者病重；足肿按之然后不起者为水；趺阳脉按之微细者为后天生气衰弱。切脉之道，比较精微，非深入体会，不易辨别。

开始临证切脉，有两点应当注意。首先，心神安定，切忌浮躁，先举、后按、再寻，举是轻手取脉，按是重手取脉，决定其浮沉，然后不轻不重寻求其形象。其次，从证候来结合脉象，是否相符，比如阳证应见阳脉，阴证应见阴脉，是为脉证符合；如果外感证而脉见细弱，或虚弱证而脉见滑大，脉证不符，预后一般不良，临证时切宜注意。

四诊必须联系，四诊与证候也须密切结合，前人有舍脉从证，也有舍证从脉，作为治疗的紧急措施。实际上这种措施，是根据四诊的结果，通盘考虑后所作出的决定。四诊中又以切脉和望舌最重要，如欲进一步学习，一般可阅《四诊抉微》《濒湖脉诀》和《伤寒舌鉴》诸书。

第十三章　内镜检查

　　近些年光学工程和纤维光学突飞猛进的发展，已基本上更新了许多对胃肠疾病的认识和处理方法。内镜技术起初主要用于诊断，现已越来越多地用于治疗。优良的光学性能和对内镜先端的随意控制，使得医者得以直接观察到食管、胃和十二指肠的黏膜异常，还可观察到全结肠、小肠末端。通过内镜的管道，还可进行细胞采集、黏膜活检，并可进行各种治疗性操作。侧视型内镜用于观察法特壶腹，胆管、胰管插管及对比造影和治疗。与内镜技术发展的同时，应用 X 线、超声、核素扫描进行新的诊断及治疗也已开展起来。因此，选择最佳的诊断或治疗方法是常常面临的问题。如何选择上述这些诊断方法并安排适合的先后顺序，需要申请医生和会诊医生对它们的相对优点有所了解。选择这种方法还应对其费用和达到的技术水平进行考量。这些方法所能达到的诊断准确性和治疗成功率依赖于操作者的能力。缺乏经验往往增加并发症发生的机会。治疗方法可通过训练有素、值得信任的内镜专家来完成，这样可以减少并发症发生的机会。诊断错误的频率与操作者的经验有直接关系。结合胃肠病理论知识和结直肠外科和普通外科原则的内镜培训课程已普遍开展起来。各种各样的胃肠内镜治疗方法已逐渐地发展起来。这些方法为患有胃肠疾病患者的治疗提供了重要信息。如果疑有内脏穿孔或内镜诊断的结果对患者的治疗无益，则内镜检查当属禁忌。在进行内镜检查之前，应向患者解释清楚以消除其顾虑。经过注射小量镇静剂和止痛剂之后，由有经验的医生进行的内镜检查可让患者顺利耐受。咽部局部麻醉使上胃肠道内镜检查更易接受，在采用新型细径内镜时，只用少量表面麻醉药即可达到安全而极少不适感的检查。近年来开展的无痛胃肠镜提供了更加舒适的检查。临证中我们常用食管、胃、十二指肠镜检查，以及结肠镜检查、无痛消化道内镜检查，现介绍如下。

食管、胃、十二指肠的内镜观察通过下达十二指肠降段的常规性检查完成。对全部黏膜表面进行肉眼观察，可辨识的异常加以照相记录。这对组织和细胞诊断是必要的。小肠镜检查可观察到屈氏韧带远端小肠的详细情况，在发现和评价与慢性出血相关的黏膜损害中通常是最有用的。食管、胃、十二指肠镜检查术（esophagogastroduodenoscopy，EGD）最常用于胃酸消化性疾病、恶性肿瘤或胃肠出血的检出或观察。抱着"以防万一"遗漏某种疾病而给患者进行食管、胃、十二指肠镜检查术常致应用过滥，而抱着假定有病即给予治疗而不求证实诊断的态度，必然不能充分发挥食管、胃、十二指肠镜检查术的作用。以上两种极端都会造成损失。患者常以新近发生的上腹部不适和伴发的消化不良症状求医，如无严重疾病的其他表现可给予试验治疗作为第一个诊断试验。多数患者对于胃酸消化性疾病的试验治疗反应良好，在有消化不良症状的 30% 患者中，因治疗试验不能确诊，或因症状的复发，就要使用内镜检查。一般不要求内镜检查的临床情况包括肠易激综合征、功能性消化不良、由药物治疗产生的烧心、无症状的或无并发症的食管裂孔疝，以及由放射检查观察到的无并发症的十二指肠球部溃疡。

1. 常见疾病

（1）胃酸消化性疾病：胃酸消化性疾病，即反流性食管炎、胃溃疡或十二指肠溃疡。根据其病史可强烈怀疑到，但不能确定病变的具体部位和病理状况。反流性食管炎的症状虽具有特征性，然而常与其他胃肠病变并存。食管反流症状的存在与内镜所见密切相关，而与组织学改变关系不甚密切。食管中段或下段疾病的症状常能提示病变部位，而食管上段的症状可能由于食管任何部位的病变所引起。胃或十二指肠溃疡一般均有症状，但在既往有胃或十二指肠溃疡者中进行内镜远期随访时，可在 5% 以上的受检者中发现无症状性复发。

在检查上消化道疾病时，食管、胃、十二指肠镜检查较 X 线检查更灵敏，且具特异性，但内镜与 X 线检查均有可能误诊。X 线检查可查出具体的复杂情况，例如功能性紊乱，食管远端可疑性梗阻病变，扩散至黏膜下层浸润或空腔脏器的外部压迫。对于浅层病变如胃切除后吻合口扁平溃疡、侵犯十二指肠球部整个肠壁的巨型溃疡或糜烂性食管炎等，X 线检查最不灵敏。

（2）癌症：上消化道恶性病变一般以突出腔内的包块出现。扁平、浸润性病变偶尔发生，在食管的这种病变可与良性狭窄相似，在胃（皮革胃）的主要特征为胃壁僵硬而没有明显的膨出。恶性肿瘤有时以溃疡的形式出现，故对于食管及胃的溃疡，必须进行精细的观察。至少75%的恶性溃疡可以根据内镜下直观所见进行诊断，如不对称的皱襞或散乱排列的结节形成溃疡的边缘，并且不规律地延伸至周围黏膜。恶性肿瘤组织的颜色常呈多样性；良性溃疡则比较平滑、比较深、比较对称，不像恶性溃疡那样散乱。在溃疡口与溃疡边缘之间，常有一个红斑带。对于所有可疑病变及大多数胃溃疡，在内镜检查的同时，应进行组织学和细胞学诊断。这样可达到95%的敏感性（真阳性率）和95%的特异性（真阴性率）。对于浸润性食管狭窄、皮革胃、表浅蔓延型或平坦型胃癌，刷取或冲取细胞并进行显微镜检查是一项特别重要的辅助诊断方法。原发性胃淋巴瘤可有溃疡、表面溃破的包块或巨型不对称的皱襞等外观出现，其特征性病理组织学改变常只见于黏膜下组织。黏膜息肉发生在胃者少，在十二指肠及食管者更少。覆盖有正常黏膜的黏膜下或黏膜内息肉样病变常为异位胰腺或平滑肌瘤，可不必予以处理。腺瘤性息肉具有恶变的可能，这一可能性随着形状的增大而增大。所有息肉样病变均应在内镜下仔细观察，采取组织活检或用圈套器电灼移除。多发性增生性小息肉不具有恶变倾向，不需要全部摘除，也不必密切监视。大于1cm的腺瘤可能均应在内镜下加以切除，如形体过大则需外科手术切除。胃的腺瘤性息肉在切除后仍应密切监视。原发于胰腺或胆道的肿瘤通常并不延及胃或十二指肠黏膜，它们的确诊需采用别的诊断技术（见后），通过一个常用的前视型或侧视型胃镜，如能对法特壶腹进行充分观察，则壶腹癌一般能够看到。

（3）胃肠道出血：使用治疗性内镜技术来控制胃肠道出血已彻底改革了临床治疗的难题。大多数出血不用治疗就会停止。鉴别连续出血或再次出血的患者是很重要的，尤其在他们准备接受紧急内镜治疗时。对胃肠道出血治疗效果不显著的临床情况进行了解有助于确定这种条件，即早期内镜治疗要谨慎。最重要的提示是起初出血的严重性。血液动力不稳定和胃灌洗时出的鲜血，都很明显是要求进行早期治疗的。患有门静脉高压的患者连续性或随后出血的可能性是很大的，如果临床上见到可疑的静脉曲张出血，则紧急内镜套扎术和硬化术都是可行的。有两三年腹主动脉瘤病史的患者要求尽早做内镜检查，以观察十二指肠远端是否有黏膜糜烂的迹象。其他的条件与上升的发病率和死亡率有关联，包括心脏病和呼吸道疾病；年龄超过60岁的患者，胃肠道出血并发症的概率也会增加。当患者通过早期内镜治疗时，应考虑到这些相关的条件。一旦决心通过检查上胃肠道以确定出血位置时，那么有必要制定一个治疗方案。胃肠道出血的内镜治疗要求操作者技艺高超。治疗时，如果内镜治疗不见成效，可考虑其他治疗方法，如外科的支持治疗。内镜很擅长发现并预测进一步出血的可能性。静脉曲张与连续性或复发性出血有关系，并且增加了死亡率，对内镜治疗的要求也更高。如果出现静脉曲张但出血迟缓，那么考虑任何其他的出血来源也是非常必要的，因为一些患有门静脉高血压的患者也患有其他消化系统疾病。与消化道溃疡连续出血减少相关联的客观指标包括一个清楚的溃疡底和扁形的色素地区的底。这些迹象证明再出血的可能性很小，因此在精心治疗的情况下不必再进行监测了。内镜检查时流血不止是不好的征兆，需要紧急内镜、外科或放射线治疗。在溃疡底的色素点提示有再出血的风险，应马上介入治疗。即使发现一处粘连的血块也表明有再出血的风险，在此种情况下，下一步治疗的决定应建立在可能再出血的临床迹象上，发现血凝块或患有主动脉瘤的患者，要立即行外科治疗。在过去的十年中，治疗胃肠道出血的技术已取得了显著的进步，多种研究已表明对曲张出血的硬化疗法是有价值的。在这种情况下，尽管内镜可以提供一定帮助，但是很难处理急性出血。多种内镜治疗已显示其可减少再出血的可能性，降低输血的必要性，降低治疗成本。其技术包括两极电凝法、热探子凝结、注射治疗、激光治疗等。用药的选择是由内镜医生的技术和器械的可用性决定的。治疗性内镜已降低外科手术的需要。

2. 食管胃十二指肠镜检查术的治疗应用　上消化道内镜治疗术常用于以下情况：异物的取出、食管的良性或恶性狭窄的扩张、食管静脉曲张出血的硬化治疗，经皮胃造口术和局灶性出血病变的电凝治疗。食管或胃内异物通常可采用圈套器、镊子或异物钳等器械取出。为预防软组织损伤或异物被吸入气管，可应用保护性套管。潜在的食管病变可引起食物嵌顿，当食物被清除后，仔细进行食管镜检查常能发现良性或恶性狭窄，或者运动障碍的迹象。经细心检查证明为良性的食管狭窄可以行扩张术。如果食管过度弯曲，或者狭窄部太紧，内镜不能通过，或者有膈上憩室存在，应先在荧光透视下，放入一个引导钢丝，再沿导丝放入扩张器以保证安全。扩张器可采用锥形探条或带橄榄状的金属头，或带可充气的气球，按其管径之不同，先细后粗，依次沿导丝插入并通过狭窄部进行扩张。然后进行内镜检查及活组织检查，以确定是否存在恶性病变。仅造成食管管腔部分阻塞的较简单狭窄，在内镜证实后，可直接用锥形探条安全地扩张，而不必先插导丝，也无须再次进行内镜检查。按照具体情况规定间歇期的维持扩张治疗甚为重要，间歇期可随着狭窄处炎症的消退而逐渐延长。对于因恶性肿瘤引起的食管狭窄，治疗的目的在于缩小肿瘤体积，保证食物、饮料和口腔分泌物下咽畅通。可供选择的方法有外科手术、放射治疗或各种内镜下操作，如反复性扩张治疗。初步扩张后在内镜下置入一个支架，跨越肿瘤狭窄区（或跨越气管食管瘘所在处），或应用激光破坏肿瘤组织，恢复管腔通畅。据报道，内镜下各种治疗手段效果良好，均不需要长期住院；但为确保治疗成功和安全，医者必须要有娴熟的技术，对局部病变的操作技巧常为决定成败的关键因素。虽然具有良好生活质量的存活期一般不长，但85% ~ 90%的患者受到裨益，并发症发生率仅为5%。为了向一些特定的患者提供长期经肠喂饲，经皮内镜下胃造口术（PEG）是一个有用的方法，适用于那些肠道功能正常而长期不能经口进食的患者。有些人是因食管上段功能障碍而致食物反流，被吸入气道。下述情况适应这一疗法：①由于神经系统疾患影响吞咽功能，②由于意识障碍而致进食减少，③咽部或食管上段癌症造成食管部分梗阻（尚可通过内镜）。但胃切除术后的患者，在腹中线有瘢痕的患者，严重而无法纠正的凝血机制障碍、依靠人工呼吸器者，均不能进行经皮内镜下胃造口术。决定采取长期肠饲前必须充分考虑到患者及家属的意见和病情的严重程度，应该审慎从事。

3. 禁忌证　食管胃十二指肠镜检查术本身实为一简单而安全的检查。随着器械的改良和技术的进步，禁忌证较过去明显减少，下列情况属禁忌证。

（1）严重心肺疾患，如严重心律失常、心力衰竭、心肌梗死急性期、严重呼吸衰竭及支气管哮喘发作期等。轻症心肺功能不全不属禁忌，必要时在监护条件下进行，以保证安全。

（2）休克、昏迷等危重状态。

（3）神志不清、精神失常，不能合作者。

（4）食管、胃、十二指肠穿孔急性期。

（5）严重咽喉疾患、腐蚀性食管炎和胃炎、巨大食管憩室、主动脉瘤及严重颈胸段脊柱畸形者。

（6）急性病毒性肝炎或胃肠道传染病一般暂缓检查；慢性乙型、丙型肝炎或病原携带者、艾滋病患者应具备特殊的消毒措施。

4.检查方法

（1）检查前准备：检查前禁食 8 小时。有胃排空延缓者，须禁食更长时间；有幽门梗阻者，应洗胃后再检查。

阅读胃镜申请单，简要询问病史，进行必要的体格检查，了解胃镜检查的适应证，有无危险性及禁忌证。作好解释工作，消除患者的恐惧心理，取得合作。

麻醉：检查前 5 ～ 10 分钟，吞服含 1% 丁卡因胃镜胶（10mL），或 2% 利多卡因喷雾喷于咽部 2 ～ 3 次，前者兼具麻醉及润滑作用，目前应用较多。

镇静剂：一般无须使用镇静剂。过分紧张者可用地西泮 5 ～ 10mg 肌内注射或静脉注射。做镜下治疗时，为减少胃蠕动，可术前 10 分钟肌内注射山莨菪碱 10mg 或阿托品 0.5mg。

口服去泡剂：可用二甲硅油去除胃十二指肠黏膜表面泡沫，使视野更加清晰。此项不作为必须要求。

检查胃镜及配件：注意光源、送水、送气阀及吸引装置，操纵部旋钮控制的角度等。检查胃镜的线路、电源开关及监视器屏幕影像。此外，内镜室应具有监护设施、氧气及急救用品。

（2）检查方法要点：患者取左侧卧位，双腿屈曲，头垫低枕，使颈部松弛，松开领口及腰带，取下义齿。

口边置弯盘，嘱患者咬紧牙垫，铺上无菌巾或毛巾。

医师左手持胃镜操纵部，右手持胃镜先端约 20cm 处，直视下将胃镜经口插入咽部，缓缓沿舌背、咽后壁插入食管。嘱患者深呼吸，配合吞咽动作可减少恶心，有助于插管。注意动作轻柔，避免暴力。勿误入气管。

胃镜先端通过齿状线缓缓插入贲门后，在胃底部略向左、向上可见胃体腔，推进至幽门。

5.并发症　应用新型的小管径可曲内镜进行食管胃十二指肠镜检查术，并发症少，但仍可发生。据报道，并发症发生率约 0.13%，死亡率 4/ 万。在内镜检查时或检查后，穿孔可发生于食管上段近环咽肌处，或经 Zenker 憩室，或经肿瘤区。镇静剂或止痛药能暂时地抑制呼吸，尤其是老年人或严重的阻塞性肺疾病患者。内镜检查时胃内容物不易吸入气道，除非由于大量出血或胃幽门梗阻而致呕吐。心血管并发症、脓毒症、持续出血或静脉内给药引起的血栓性静脉炎很少发生。

（1）一般并发症：喉头痉挛、下颌关节脱臼、咽喉部损伤、腮腺肿大、食管贲门黏膜撕裂等。

（2）严重并发症：心搏骤停、心肌梗死、心绞痛等，多是由于插镜刺激迷走神经及低氧血症所致，一旦发生应立即停止检查，积极抢救。

食管、胃肠穿孔：多由于操作粗暴，盲目插镜所致。如发生食管穿孔会即刻出现胸背上部剧烈疼痛及纵隔颈部皮下气肿。X线摄片可确诊，应急诊手术治疗。

感染：操作时间过长，有发生吸入性肺炎的可能。内镜下治疗如注射硬化剂、激光、扩张等可导致局部继发感染，可术后使用抗生素3天。为防止乙型、丙型病毒性肝炎传播，要求患者在胃镜检查前检测乙型、丙型肝炎病毒标志，对阳性者用专门胃镜检查，并对内镜进行包括水洗、酶洗、药洗在内的彻底消毒。

低氧血症：多由于内镜压迫呼吸道引起通气障碍或因患者紧张憋气所致。停止检查后给予吸氧，一般都能好转。

6.常见上消化道疾病的内镜表现　胃镜下常见的疾病有炎症、溃疡和肿瘤，其次还有息肉、食管胃底静脉曲张、食管贲门黏膜撕裂（Mallory-Weiss综合征）、憩室、异物、寄生虫等。

（1）慢性胃炎：我国2006年达成的中国慢性胃炎共识意见中采纳了国际上新悉尼系统的分类方法，根据病理组织学改变和病变在胃内的分布，结合可能的病因，将慢性胃炎分为非萎缩性（以往称浅表性）、萎缩性和特殊类型三大类。其胃镜下表现均可有糜烂（平坦或隆起）、出血和胆汁反流。

慢性非萎缩性胃炎：是指不伴有胃黏膜萎缩性改变，胃黏膜层出现以淋巴细胞和浆细胞为主的慢性炎症细胞浸润。根据炎症分布的部位，可再分为胃窦胃炎、胃体胃炎和全胃炎。胃镜下主要表现为红斑（点、片状或条状）、黏膜粗糙不平、出血点/斑、黏膜水肿、渗出等。

慢性萎缩性胃炎：指黏膜已发生了萎缩性改变。慢性萎缩性胃炎因不同病因又再分为多灶萎缩性胃炎和自身免疫性胃炎两类。胃镜下慢性萎缩性胃炎有两种类型，即单纯萎缩性胃炎和萎缩性胃炎伴增生。前者主要表现为黏膜红白相间，白相为主、血管显露、色泽灰暗、皱襞变平甚至消失；后者主要表现为黏膜呈颗粒状或结节状。

特殊类型胃炎：包括感染性胃炎、化学性胃炎、Ménètrier病、嗜酸细胞性胃炎、淋巴细胞性胃炎、非感染性肉芽肿性胃炎（如胃Crohn病、结节病）、放射性胃炎、充血性胃病等。

（2）溃疡：可位于食管、胃、十二指肠等部位。内镜下分为活动期、愈合期和瘢痕期。

活动期：可见圆形或椭圆形凹陷，直径多在 0.5～1.5cm，底部覆以白苔、血痂或血凝块，周围黏膜充血、水肿，呈堤状隆起。

愈合期：溃疡缩小、变浅、表面薄白苔，边缘光滑整齐，周边水肿消失，再生上皮明显呈红色栅状，溃疡边缘可见黏膜皱襞向中央集中。

瘢痕期：溃疡消失，为再生上皮覆盖，黏膜发红，呈栅状，向心性呈放射状排列。

（3）肿瘤：我国胃癌、食管癌患者相当多见，胃镜是最佳检查方法，尤其对发现早期胃癌更为重要。根据癌组织在胃壁的浸润深度，可将胃癌分为进展期胃癌和早期胃癌两类。进展期胃癌分四型，即包曼 I 型：肿块型或隆起型；包曼 II 型：溃疡型；包曼 III 型：浸润溃疡型；包曼 IV 型：弥漫浸润型。溃疡型癌主要发生在胃窦，一般较良性溃疡大而不规则，周边不整齐，底部不平，触之质硬，黏膜脆、易出血。浸润型癌溃疡可有可无，而胃壁变得僵硬、增厚、扩张受限，缺乏蠕动，形成皮革胃，易漏诊，应仔细观察，多处活检，行病理检查确诊。

二、结肠镜检查

目前已可对全部结肠进行高清晰度的窥视，可在内镜下进行组织活检、刷取细胞、息肉摘除，并对所观察到的病变照相。对于息肉到癌之间的进展过程已有更深入的了解。一部分技术熟练的内镜专家，已能用适当的经费开支收到可观的控制结肠癌的效果。

1. 适应证　结肠镜检查术的适应证。如同 EGD，结肠镜检查术主要用于观察可能存在的癌症、炎症和出血。结肠镜是发现早期大肠癌最直接有效的检查方法。目前研究表明，80%～95% 的大肠癌是由小息肉发展而来的，因此，建议年龄超过 40 岁，无论有无症状，都要进行一次结肠镜检查。但在暴发性结肠炎、急性重症憩室炎或可能存在内脏穿孔时，这项检查属禁忌。

（1）结肠息肉及癌症：当钡灌肠或腹部 CT 有异常发现时，或有不明原因的下消化道出血时，应进行结肠镜检查以判断结肠癌或其前体息肉的可能性。如粪隐血连续阳性，结肠镜检查能证实 20%～30% 的与年龄相关发病率的肿瘤性息肉和 8% ～ 15% 的癌症。正值出血活跃时，结肠镜准确地判断出血来源可能遭遇到技术上的困难，需要于出血停止后再次进行结肠镜检查才能精确定位。内镜下切除瘤样息肉或结肠癌切除后需要不断地进行监测，因为患者有继发大肠癌的危险。结肠癌的诊断一旦得出，就应行充分详细的结肠镜检查来排除同时出现的息肉或肿瘤。结肠镜检查最好在外科手术前进行，以进行合适的评估。充分地观察结肠之后 1 ～ 3 年再重复行结肠镜检是合适的，因为患者未来发生结肠癌的危险性增加了，必须进行监测。如果术后两次结肠镜检查，显示完整的黏膜象且没有发现新生肿物，则监测可以相应地变更为 5 年一次；如果肠道准备不好，或因其他技术问题，不能获得充分的观察，或发现新生物并予切除，那么，应半年至 1 年再复查。结肠镜检出小息肉的患者应行活组织检查，以确定病变是否为增生性，增生性息肉并不要求进一步随访。结肠镜切除所有的息肉后，应每年重复进行观察一次。如果没有再发现息肉，则间隔可延长至 2 年；如果 2 次复查结肠镜均没有再发现息肉，可以延长至 5 年再复查结肠镜。

有以下几个因素影响重复结肠镜检的时间：大的无蒂息肉，可能在行息肉切除术时没有被充分地切除，则需要在 3 个月至半年内重复检查；同样，多发性息肉切除后，尽早重复行结肠镜检是安全的。很明确，如果由于技术原因，没有获得一个对全结肠镜检的充分观察，重复镜检的时间间隔应缩短。有必要指出，这些建议适合于没有其他患结肠癌危险因素的患者，这些因素包括：家族性癌综合征或感染性肠病。有关在这些情况下进行监测的建议基于大多数结肠息肉为癌前病变。对于瘤样息肉，患癌的危险性随发育异常的增加、绒毛腺转变和尺寸增加而增加。带蒂息肉的蒂未被侵及，癌局限于黏膜者，可以通过圈套，烙烧去除。大多数直径 <5mm 的息肉，可在结肠镜检过程中用凝固或凝固活检的方法来去除它们。息肉切除术是预防结肠癌的主要治疗手段，侵及黏膜层或黏膜下浅层的早期结肠癌可在内镜下切除，超过黏膜下深层的则需外科干预。

（2）炎性肠病：Crohn 病和溃疡性结肠炎可以通过结肠镜和多点活检进行区分：疾病的解剖范围可以被确定。在溃疡性结肠炎，对于钡剂灌肠看到的狭窄物进行评估，有时，诊断性结肠镜检是必要的。有时，狭窄是恶性肿物的黏膜下扩散，假性息肉并不是恶性的，无须行组织学检查。对于溃疡性结肠炎患者进行监测检查中，应对整个被侵结肠行多点活检，当连续发现中度至重度发育不良时，建议行结肠切除。

2. 禁忌证

（1）肛门、直肠严重狭窄。

（2）急性重度结肠炎，如急性细菌性痢疾、急性重度溃疡性结肠炎及憩室炎等。

（3）急性弥漫性腹膜炎、腹腔脏器穿孔、多次腹腔手术、腹内广泛粘连及大量腹水者。

（5）妊娠期妇女。

（6）严重心肺衰竭、精神失常及昏迷患者。

3. 操作方法

（1）检查前肠道准备是检查成功的前提：检查前1日进流质饮食，当日晨禁食。肠道清洁有多种方法，可于检查前3小时嘱患者饮主要含聚乙二醇的平衡电解质液3000～4000mL，或主要含磷酸缓冲液的清肠液，饮水总量不足1000mL，可达到同样的清肠效果。也可用20%甘露醇500mL和5%葡萄糖生理盐水1000mL混合液于检查前1天傍晚口服，导致渗透性腹泻，但应注意：甘露醇可在大肠内被细菌分解产生可燃气体"氢"，如行高频电凝术有引起爆炸的危险。阅读结肠镜申请单，简要询问病史，作必要体格检查，了解检查的适应证、有无禁忌证，作好解释工作，说明检查的必要性及安全性，消除恐惧心理，争取主动配合。术前用药：可术前5～10分钟用阿托品0.5mg或山莨菪碱10mg肌内注射，以减少肠蠕动，但对青光眼、前列腺肥大或近期发生尿潴留者禁用。对情绪紧张者，可肌内注射地西泮5～10mg、哌替啶50mg，但使用上述药品可使痛阈增高，降低结肠穿孔反应信号，应特别警惕。检查室最好有监护设备及抢救药物，以备不时之需。检查结肠镜及配件如同胃镜前准备，以确保结肠镜性能及质量。

（2）检查方法要点：国内多采用单人操作检查，双人操作逐渐退出历史舞台。镜检难度较胃镜为大，需要术者与助手默契配合，共同完成。嘱患者穿上带孔洞的检查裤，取左侧卧位，双腿屈曲。术者先做直肠指检，了解有无肿瘤、狭窄、痔疮、肛裂等。此后将肠镜先端涂上润滑剂（一般用硅油，不可用液状石蜡，因其可损坏肠镜前部橡胶外皮）后，嘱患者张口呼吸，放松肛门括约肌，以右手示指按压镜头，使镜头滑入肛门，遵照循腔进镜原则，少量注气，适当钩拉，去弯取直，防袢、解袢。随时用沾有硅油的纱布润滑镜身，逐段缓慢插入肠镜。特别注意抽吸气体使肠管缩短，在脾曲、肝曲处适当钩拉、旋镜，并配合患者呼吸及体位进镜，以减少转弯处的角度，缩短检查距离。助手按检查要求以适当的手法按压患者腹部，以减少乙状结肠、横结肠结袢，对检查特别有帮助。到达回盲部的标志为内侧壁皱襞夹角处可见圆形、椭圆形、漏斗状的阑尾开口，Y 字形（画盘状）的盲尖皱襞及鱼口样的回盲瓣。部分患者在右下腹体表可见到集中的光团。在回盲瓣口尽可能调整结肠镜前端角度，俟机插入或挤入回盲瓣，观察末端回肠 15 ～ 30cm 范围的肠腔与黏膜。退镜时，操纵上下左右旋钮，灵活旋转前端，环视肠壁，适量注气、抽气，逐段仔细观察，注意肠腔大小、肠壁及袋囊情况。对转弯部位或未见到结肠全周的肠段，调整角度钮及进镜深度，甚至适当更换体位，重复观察。对有价值的部位进行摄像、取活检及细胞学等检查以助诊。行息肉切除及止血治疗者，应用抗生素数天，半流食和适当休息 3 ～ 4 天。

4. 并发症

（1）肠穿孔：可发生剧烈腹痛、腹胀，有急性弥漫性腹膜炎体征，X 线腹部透视可见膈下游离气体，一经确诊应立即手术治疗。

（2）肠出血：多由于插镜损伤、活检过度、电凝止血不足等引起，应予避免。

（3）肠系膜裂伤：罕见于操作粗暴，如有腹腔粘连时易造成肠系膜裂伤，少量出血可保守治疗，大量出血至血压下降时，应剖腹探查，作相应处理。

（4）心脑血管意外：由于检查时过度牵拉，刺激迷走神经引起反射性心律失常，甚至心搏骤停。高血压患者检查时如情绪紧张，可加重高血压，引起脑血管意外，应立即拔出镜子，进行抢救。

（5）气体爆炸：有报道口服 20% 甘露醇作肠道准备后，再作息肉电切时可引起肠道气体爆炸。故行息肉电切时应避免使用甘露醇，或改用 6.7% 低浓度甘露醇（即 20% 甘露醇 500mL 加 5% 葡萄糖生理盐水 1000mL）作肠道准备，在息肉电切前反复注气、吸气 2 ～ 3 次，有助于降低肠道内可燃性气体浓度，避免发生爆炸。

5. 结肠疾病的内镜诊断　结肠疾病的基本病变是炎症、溃疡及肿瘤，与上消化道疾病有相似之处。结肠黏膜炎症可由多种原因引起，形态改变必须结合病原学、病因学、病理学及临床表现才能得出诊断。溃疡性结肠炎患者镜下见黏膜广泛充血、水肿、糜烂或表浅溃疡，表面有脓苔和渗出物，形态多样，并伴炎性息肉形成。Crohn 病患者镜下见跳跃式分布的纵形或匍行性深溃疡，附近常有多发大小不等炎性息肉，周围黏膜正常或呈鹅卵石样增生，肠壁明显增厚，肠腔明显狭窄。结肠良性肿瘤以腺瘤息肉多见，其大小、形态、有无蒂对判断类型及预后甚为重要。大肠恶性肿瘤近年来有增多之势，好发于直肠、乙状结肠。临床发现的早期癌以息肉隆起型居多，可有蒂、无蒂或亚蒂，表面发红，凹凸不平，多有糜烂或溃疡。进展期大肠癌可分为息肉隆起型癌、溃疡型癌、浸润溃疡型癌和浸润性癌，可累及部分肠壁及肠壁全周，经内镜下病理活检是诊断大肠癌的必要手段。

三、无痛消化道内镜检查

由于消化道内镜检查为侵入性操作，大部分患者具有恐惧心理并难以耐受，常常因为焦虑、紧张导致不能配合而致检查中断。而无痛内镜使患者在静脉麻醉下进行检查，有效缓解了患者的紧张焦虑程度，明显提高了舒适度。目前，随着无痛内镜技术的不断发展与完善，我国居民生活水平和对无痛医疗认知程度的提高，越来越多的有消化道症状的患者愿意接受无痛内镜检查。

无痛消化内镜检查是 1995 年由美国消化内镜学会、全美消化学会、消化内镜外科学会达成内镜检查前的术前给药意见共识，明确提出内镜医师有义务尽最大努力使内镜受检者得到利益和安全。无痛消化内镜检查，是指在常规胃肠镜检查中应用一定剂量的镇静剂来抑制患者的中枢神经系统，减轻患者的恐惧及焦虑心理，使患者有短暂睡眠过程，检查操作完毕，患者立即清醒如常，使患者在无任何痛苦的情况下，保证内镜检查和治疗顺利完成。如今，随着消化内镜的发展，它不仅仅承担着消化道疾病的检查任务，更是逐渐转变为以内镜为载体，超声或放射技术为媒介，采取多种手术方式对消化道腔内、管壁及腔外疾病进行诊断及治疗的技术。

1. 无痛消化内镜的特点

（1）安全性：无痛消化内镜的麻醉药物通常为丙泊酚、异丙酚，镇静药物有地西泮、咪达唑仑等。这些药物已在国内外广泛应用，安全性较高。同时，这些药物是镇静催眠的短效静脉麻醉药，持续输注后无药物蓄积，毒性小，具有起效快、代谢快的特点，患者一般在检查完后 5 ～ 7 分钟清醒，是内镜检查的理想用药。此外，无痛消化内镜有助于减少因紧张、恐惧和不合作而发生的检查中断以及有关并发症，如吸入性肺炎、心脑血管意外、消化道出血、胃穿孔等。

（2）舒适性：消化内镜检查中因为受检者的喉咙部受到物理刺激，极易产生恶心、呕吐、咳嗽等不适，严重者可因迷走神经的高度兴奋引起心律失常甚至循环呼吸衰竭等严重并发症，整个过程中患者要忍受较重的痛苦与不适。在胃肠镜检查中适量应用镇静剂，使患者有短暂睡眠过程，操作完毕后患者即可清醒，检查过程无痛苦、无回忆，能有效消除受检者的紧张、恐惧感，使患者接受检查和复查的依从性提高，减少并发症，且安全舒适。

2. 无痛消化内镜的禁忌证　根据《中国消化内镜诊疗镇静/麻醉专家共识意见》，无痛消化内镜的禁忌证主要有以下6点：①有常规内镜操作禁忌证或拒绝镇静和（或）麻醉的患者。② ASA Ⅴ级的患者。③未得到适当控制的可能威胁生命的循环与呼吸系统疾病，如未控制的严重高血压、严重心律失常、不稳定心绞痛以及急性呼吸道感染、哮喘发作期等。④肝功能障碍（Child-Pugh C级以上）、急性上消化道出血伴休克、严重贫血、胃肠道梗阻伴有胃内容物潴留。⑤无陪同或监护人者。⑥有镇静和（或）麻醉药物过敏及其他严重麻醉风险者。

以下情况须在麻醉医师管理下实施镇静和（或）麻醉，禁忌在非麻醉医师管理下实施镇静：①明确困难气道的患者如张口障碍、颈颈颌部活动受限、类风湿脊柱炎、颞颌关节炎等。②严重的神经系统疾病者（如卒中、偏瘫、惊厥、癫痫等）。③有药物滥用史、年龄过高或过小、病态肥胖、排尿困难等患者。

随着消化内镜的更新换代，麻醉药品与技术的发展，利用无痛消化内镜进行胃肠道疾病的诊治范围也越来越广泛。无痛消化内镜不仅仅是对胃肠道的检查，现在还作为消化道早癌筛查的首选检查，同时，由于无痛消化内镜提高了患者的痛阈，提高了患者的耐受程度，给检查医师提供了更好的操作环境，内镜下黏膜切除术（endoscopic mucosal resection，EMR）、内镜下黏膜剥离术（endoscopic submucosal dissection，ESD）、内镜多环黏膜套扎切除术（multiband mucosectomy，MBM）也已广泛应用，对于消化道的癌前病变、血管曲张出血、息肉、良性肿瘤、早癌都有很好的疗效。目前，内镜超声技术（endoscopic ultrasonography，EUS）也已广泛开展，从而进一步提高了内镜和超声的诊断水平，也扩大了消化内镜的适应证，如在超声内镜下针吸活检术，对于胆囊、胰腺、阑尾的疾病诊治上了一个新的台阶。同时，胶囊内镜、内镜机器人的出现，为消化道的检查提供了更多的选择和更大的发展空间。

现在静脉麻醉下行无痛消化内镜，使得消化道多种特殊扫查技术及内镜超声介入治疗技术得到更大的发展和应用。扩大了适应证的同时降低了诊断和治疗的危险性。但无痛胃镜对循环、呼吸系统有一定的抑制性，应严格掌握适应证，注意对肥胖患者和有心肺疾病病史患者的监测，以降低其不良反应的发生率。虽然胶囊内镜、内镜机器人的出现可以避免静脉麻醉的不良事件，但是由于不能取活检和治疗，较难判断图像的解剖位置以及图像不太清晰等多种因素，没有得到广泛应用。但随着无痛内镜技术的不断革新，人们对于舒适性要求的提高，微创和无创技术已成为必然趋势。因此，建立以疾病为中心，多种内镜技术相结合的全方位、立体内镜诊疗格局，可真正提高诊治能力。

附　录

学生弟子心语

我的跟师经历

2019 年初，我接到科主任电话，派我去参加"北京中医药薪火传承'3+3'工程——董荣芬工作室"工作，每周跟师半天。就这样我稀里糊涂地就加入了董老师的工作室。

董荣芬老师是我院消化科主任医师，退休后一直在名医堂出专家门诊，前来就医的患者颇多。来工作室工作，我的任务是帮助董老师操作电脑。我因为电脑操作熟练，大大提升了老师的看病效率，故老师可以在繁忙的接诊期间，抽出一点时间和我说上两句。我们每次出诊总会遇到几个有意思的病例，对于那些复诊要么病情好转、要么病情加重的病例，老师总会兴奋地和给我讲上两句。刚刚跟师时我根本听不懂老师的话，虽说老师讲的是中医知识，但是我却无法把眼前患者的病情和老师的话联系起来。患者的电子病历是我写的，方子是老师口述、我敲进电脑去的，但是我却还不知如何分析。初学时，我也很迷茫，不知道自己除了会敲电脑，还能干些什么……

电脑敲了两个多月后，我似乎感受到了老师问诊的一些规律，比如老师问诊痞满的患者，除了问胃脘部症状外，还会问心烦吗？睡眠好吗？脚凉吗？……问诊腹部症状外，必进行腹部查体，对听诊、叩诊、触诊尤为重视……一日出诊结束，我同董老师聊起此事，老师大悦，就当日一例痞满病例，很兴奋地同我讲起脾胃升降、中焦斡旋的理论，并且结合腹部查体、胃肠镜，建议我回去再好好看看《脾胃论》《四圣心源》《血证论·阴阳水火气血论》等中医经典著作。

这一次我似乎听懂了老师话，也尝试着用中医理论来分析痞满患者的症状、体征、辅助检查。回去后，我马上找来老师要我看的书，仔细研读，茅塞顿开！翻阅老师以前诊治患者的病历，似乎比以前明白了很多。我兴奋不已，觉得自己真的学到东西了。

一日门诊，恰巧又碰到痞满患者，遂小试牛刀，辨证处方自信满满，认为没有个十分把握也有个六七分把握了。可患者复诊，说病情没有变化，中药吃了没什么感觉！于是我赶紧拍下患者的舌苔，整理了患者的病历资料，向董老师请教。老师看后微微一笑，说："辨证欠妥，没有抓住主要病机。这个患者虽是痞满，且为虚痞，但虚中有实，益气健脾的同时还应兼顾祛邪。"然后董老师将我的处方做了部分修改。后来患者复诊时，我予此方治疗，患者的病情有了好转。此后每每跟师，我都认真观察老师的问诊特点，体会老师的辨证组方用药，并对老师的病历资料认真加以整理，在自己临证中不断实践，分析不足，向老师请教……

    时光飞逝，我跟着董老师学习、工作已 2 年有余，感谢老师 2 年多的悉心指导。恰逢工作室整理病案资料，准备编写董老师的著作，遂主动请缨，非常荣幸可以参加此次编辑工作。我自知禀赋不足，虽不敢有半分懈怠，但仍可能有遗漏或不当之处，敬希读者诸君批评指正。

齐宝云

2021 年 9 月

我眼中的董荣芬老师

　　董老师是消化内科主任医师，"北京中医药薪火传承'3+3'工程——董荣芬工作室"指导老师。在我初入病房时，董老师是我院的业务副院长，而我们科是北京市重点科室，所以董老师经常到我科检查诊疗工作。教学查房的随堂提问是家常便饭，经常弄得我是心中"慌慌"。在那时董老师就教导我们要不断提高自己的诊疗水平，这样值班时才能心中"安稳"。

　　2018年，董荣芬名老中医传承工作室成立，而我有幸成为董老师的学生。董老师虽然已经退休，但仍然精力充沛。每周的胃镜、门诊、下乡一样不落。

　　在跟师之初我就感受到了董老师医术之精湛。当日她的号源早已预约完毕，还要经常加号。面对加号的患者，董老师是"来者不拒"，并解释说"患者来找咱们看病，那是对咱们的信任，多晚都要看完"！在看完一个患者或下班后，董老师总会耐心地回答我们的问题，并一再强调，作为一名医生，要做到"打铁还需自身硬"。医生要帮助患者，首先要有扎实的功底，过硬的专业知识。所以我们在行医过程中要不断学习，提高自己的业务水平，这样才能更好地为患者服务，否则就真是"心有余而力不足"了。在学习方面，董老不仅在诊室给我们讲解，更是在诊余督促我们对《黄帝内经》《伤寒论》等中医经典加以认真学习，认真批改我们的跟师笔记。

　　董老师还负责我院西学中的西医学员带教工作。西医大夫没有中医基础，董老师会由浅入深地讲解《中医基础理论》《中药学》《方剂学》等，使西医大夫对中医感兴趣，能够处方用药，并在临床中不断提高中医水平。除在我院带教外，董老师还在张湾卫生院、台湖卫生院、于家务卫生院等地方出诊，并为她们培养中医人才，使得我们的医联体紧密联系在一起，为众多患者的转诊提供方便。

　　除了医术要精湛以外，董老师还不断强调医者要有医德，有仁心。在我们这个社会中，有两个职业特别强调"德"字，教师和医生，一个是师德，一个是医德，因为他们维系着人生中两个最重要的健康领域：一个是精神健康，一个是肉体健康。医者为什么要有仁心？正如白岩松所说："大家到我们这儿来，往往是带着苦痛，带着绝望。归根结底，与其说是到医生那儿来看病，不如说是到医生那儿来寻找希望。我们常说，医生是治病救人。其实治病就够了，为什么还要说救人？治病只是治疗病状，但是救人是一个综合的概念。我们面对这个行当的时候，过多地强调生命的因素，而忽略了心灵的因素。"所以董老师在出诊时，非常注重对患者精神的调摄。有的患者倾诉欲很强，有的甚至是哭诉，而我们为了快速接诊下一位患者，同时也怕出诊时间过长影响董老休息，有时会催促患者"赶紧去拿药吧"。每到这时，董老就会阻止我们呼叫下一位患者，耐心听患者诉说，并安慰患者。心平则气和，气和则形神康泰，心态在一定程度上决定了人的健康状态。人生难免有缺憾和不如意，有的一时难以改变，但可以改变的是对待疾病的态度。如何用平和之心积极防治，改变不良生活方式，倡导慈俭谦下，上善若水，弥补缺憾是自信心的回归，而自信心来自内心的淡定和坦然。医者帮助患者分析疾病的由来，兼以心理疏导，往往比给患者吃药更有效。所以说我们不仅要治疗患者身体上的痛苦，更要给予患者心灵上的抚慰，这也是众多患者愿意找董老看病的原因之一。

董老师平素也喜欢参加学术沙龙，曾多次在我院的学术沙龙上授课，给更多的医生传授临床经验。她还曾多次参加院内外的义诊活动，只要是能帮助到医患的事，董老师都喜欢参加。董老师指出：医生行医需要大量的临床经验，我要把我的知识毫无保留地传授给你们。而随时随地帮助患者，是我们的职责。就像罗曼·罗兰所说："只要还有能力帮助别人，就没有权利袖手旁观。"

董老师也是热爱生活的人，节假日喜欢旅游，回来常跟我们诉说旅游的见闻，告诉我们：只有懂得生活才能更好地工作，一定要劳逸结合，保持心情舒畅。

我们编撰这部《董荣芬经方辨治脾胃病》，其实也是我们这一段时间学习、收集、积累的一个总结。最初董老师不太同意，觉得还没有达到出书的程度，但经过与我们的商议最后还是答应了，还亲自参与了编写、验稿、修订的过程，希望不管是谁读了这本书，都能有所获益。

董老师就是这样一位教学严谨、和蔼可亲、谦逊的医者。

姚玉玺

2021 年 9 月